实用壮医技术

黄杰之　主编

广西科学技术出版社

图书在版编目（CIP）数据

实用壮医技术 / 黄杰之主编 . —南宁：广西科学技术出版社，2017.9
ISBN　978-7-5551-0842-9

Ⅰ.①实…　Ⅱ.①黄…　Ⅲ.①壮族—民族医学　Ⅳ.① R291.8

中国版本图书馆 CIP 数据核字（2017）第 217180 号

实 用 壮 医 技 术
SHIYONG ZHUANGYI JISHU

黄杰之　主编

策划编辑：彭溢楚

责任编辑：韦丽娜　　　　　　　　　责任校对：彭溢楚
装帧设计：苏　畅　　　　　　　　　责任印制：韦文印

出 版 人：卢培钊　　　　　　　　　出版发行：广西科学技术出版社
社　　址：广西南宁市东葛路 66 号　　邮政编码：530022
网　　址：http : //www.gxkjs.com

经　　销：全国各地新华书店
印　　刷：广西昭泰子隆彩印有限责任公司
地　　址：南宁市友爱南路 39 号　　　邮政编码：530001
开　　本：787mm×1092mm　1/16
字　　数：135 千字　　　　　　　　印　　张：7.5
版　　次：2017 年 9 月第 1 版　　　　印　　次：2017 年 9 月第 1 次印刷
书　　号：ISBN　978-7-5551-0842-9
定　　价：42.80 元

《实用壮医技术》编委会

主　　编：黄杰之

副 主 编：黄　萍　宋建军　吴润田

编　　委：（按姓氏笔画排）

马文斌　马婷婷　韦鲜萍　李宏燕

李弦忆　李　春　李　微　吴润田

吴筱夏　何　英　宋建军　陈钙群

林柳艺　罗试计　周永有　郝志红

侯世文　莫小强　徐海珍　黄兴华

黄杰之　黄　萍　梁连锦　覃定学

覃祥耀　赖安宁　戴筱杰

学术顾问：黄汉儒

主　　审：陆璇霖　付小珍

序

　　人类社会的出现距今约有370万年的历史，坦桑尼亚的拉托利人是世界上已知的最早的人类。中国最早出现的人类是云南元谋人，距今约有170万年的历史。大约在80万年前，广西开始有原始人类的生息。在1万~2万年前的旧石器中晚期时代，生活在广西的古人类已学会创造和使用钻孔砾石和磨尖石器刃口。据考古资料显示，柳州一带的柳江人遗址、南宁贝丘遗址、桂林甑皮岩遗址等发现的古人类所使用的工具中，有用于医疗的砭石、陶针、骨刮等，经考证，这些工具是后世壮医针砭、陶治、骨刮的起源。据历史记载，在中华民族远古的三皇五帝时代，燧人氏发明了火，伏羲氏发明了针，神农氏尝百草，他们因对人类做出卓越的贡献而被后人追尊为"皇"。壮医医疗的砭石时代，是三皇五帝的时代，是中华上古文明的时代。西周末年，壮族祖先已学会使用铜针，用于针灸的两枚青铜浅刺针发现于广西南宁市武鸣区马头镇元龙坡西周末年古墓中，这一历史阶段正好与神农尝百草时代相衔接。壮医的发展是壮民族在漫漫的历史长河中不断探索、实践和提高的过程。由于历史的原因，壮族人民多居住于岭南，这里山清水秀、鸟语花香，但气候炎热、潮湿多雨。正如唐刘恂《岭表录异》中所叙："岭表山川，盘郁结聚，不易疏泄，故多岚雾作瘴。人感之多病……"特殊气候的形成对人类的生存和健康造成了巨大的威胁。那么，壮族祖先是靠什么在此地生存和发展的呢？是靠人类本能的适应力，靠顽强拼搏的精神，靠壮医药。

　　壮医药是我国医药的重要组成部分，广西特殊的地理环境和气候因素使得壮医对疾病的认识更有其自身的特色和方法。在壮医的基础理论方面，创造的独特的"天人自然观、生理病理观和病因病机论"强调辨证和辨病相结合。在诊断和治疗方面，遵循纯自然之法则，以天然药物和自然疗法为手段，对人体进行无创、绿色、安全有效的治疗。这也是壮医能够在几千年的历史长河中长盛不衰并不断发展和提高的原因。

　　《实用壮医技术》由百色市民族卫生学校黄杰之老师主编；由桂派中医大师，广西民族医药研究院首任院长、主任医师、教授，广西中医药大学博士生导师黄汉儒先生担任学术顾问；由广西中医药大学陆璇霖教授和广西民族医药研究院、广西壮医医院原培训部主任付小珍女士主审；由来自南宁、百色等卫生学校、医院并长期在教学及临床一线工作的老师携手编写。书中较全面系统地汇集了壮医常见实用的治疗方法和技术，介绍了"壮医药线点灸疗法""壮医药物竹罐疗法"等壮医常用的多种疗法，涉及来源、原理、器具准备、操作步骤和方法、主要功效及适应证、禁忌证、疗程等。内容深入浅出、层次分明、条理清晰、实用性强，一方一法，颇具特色。该书凝聚着每一位编写老师的临床经验和智慧，是全体编委的心血之作，是理论联系实际的教材，对广大壮医初学者和传统疗法爱好者来说是一本不可多得的教科书。

重视壮医传统医学理念、突出壮医诊疗特色是《实用壮医技术》的基本原则，这一原则贯穿该书的每一部分，强调壮医的整体观，突出壮医优势疗法，从而引导读者重视传统医学，掌握壮医技术。望该书的出版能为壮医的传承、发展、振兴及中医学的发展做出应有的贡献。

牙廷艺

二〇一七年秋于广西中医药大学

目 录

第一章　壮医药线点灸疗法

壮医药线点灸是流传于广西壮族民间的一种独特的医疗方法，是壮族人民临床防治疾病的重要手段。壮医药线点灸是以壮医理论为指导，取经过多种壮药浸泡的苎麻线，将其点燃后形成的圆珠状炭火迅速而敏捷地直接灼灸在人体体表一定穴位或部位，以预防和治疗疾病的一种独特医疗保健方法。其所需设备简单、安全可靠、疗效确切、费用低廉、容易学习、易于推广，具有科学性、创新性、实用性等优点。壮医药线点灸疗法已于2011年入选国家第三批国家级非物质文化遗产名录。多年来，壮医药线点灸疗法在临床上治疗常见病、多发病取得了良好效果，为众多患者解除疾苦，深受广大群众欢迎。

一、原理

壮医认为，"疾患并非无中生，乃系气血不均衡"。疾病的成因是痧、瘴、蛊、毒、风、湿侵入人体，导致人体"三道两路"受阻，使天、地、人三气不能同步而致病。壮医药线点灸是使壮药的有效成分通过温热刺激穴位，由经络进行传导，调整气血归于平衡，使人体各部恢复正常的功能，三气复归同步，促使疾病转归和人体正气康复。

二、器械器材准备

壮医药线点灸疗法所需器具见图1-1。

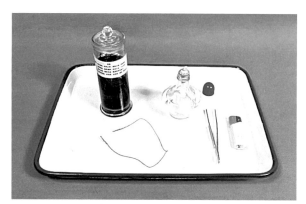

图1-1　壮医药线点灸器具

1. 药线制作

将苎麻纺成直径为1~2毫米的药线。

2. 药液配方

准备药物：铁包金100克、阴阳莲100克、莪术50克、三七20克、当归藤50克、肿节风50克、五加皮50克、常春藤50克、飞龙掌血50克、过江龙50克、九龙藤50克。用5000毫升45度米酒浸泡以上药物形成药液，将苎麻线浸入药液中炮制15日以上备用。

3. 备好火源

一般使用酒精灯将药线点燃。不宜使用含有毒物质的火源，如蚊香火等。

4.备好药线

药液一般取当日使用量，未用部分密封保存，且不宜频繁打开瓶盖，以免药液的有效成分散失。药线宜放置阴暗干燥处储存，避免高温、暴晒或强光照射。

5.选好体位

一般宜选用坐位或卧位，使穴位充分暴露，力求舒适，避免强迫体位。

三、操作步骤

1.整线

把浸泡后松散的药线搓紧。

2.持线

用拇指和食指持线的一端，露出1~2厘米（图1-2）。

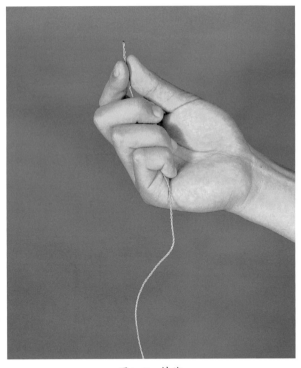

图1-2　持线

3.点火

将露出的线端在酒精灯上点燃，只需线头有炭火星即可，如有火焰必须扑灭。

4.施灸

将有炭火星线端对准穴位，顺应手腕和拇指的屈曲动作，拇指指腹稳重而敏捷地将有炭火星的线头直接点按在穴位上（图1-3、图1-4）。一按火灭即起为1壮，一般一穴位点灸 1 壮即可。灸处有轻微灼热感。此外，点灸耳穴或治疗痔疮、疱疹等传染性疾病时，可采用非常规手法——将药线拉直，像扎针一样拿着药线，将有炭火星的线头直接点灸在穴位上。

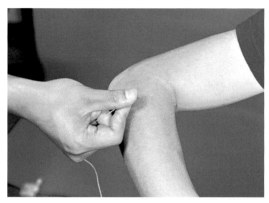
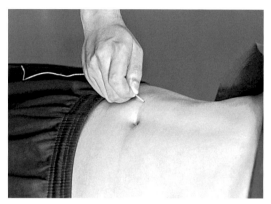

图1-3 施灸（常规手法）　　　　　图1-4 施灸（非常规手法）

四、主要功效及适应证

1. 消炎退热

对疮疖红肿疼痛、口腔溃疡、扁桃体肿痛等，可以促进炎症迅速消退。如治疗慢性扁桃体炎，可灸治穴位：鱼际、合谷、手三里、太溪、人迎、厉兑。并结合症状随证配穴，每日点灸 1 次，7 日为 1 个疗程。

2. 祛风止痒

对荨麻疹、湿疹、皮炎等有较好的止痒效果。如治疗脂溢性皮炎，可灸治穴位：患处梅花穴、天井、肝俞、肾俞、大陵、足临泣、关元、足三里、血海。并结合症状随证配穴，每日点灸 1~2 次，7 日为 1 个疗程。

3. 通络止痛

对头痛、牙痛、胃脘痛、坐骨神经痛等有较好的止痛效果。如治疗坐骨神经痛，可灸治穴位：环跳、风市、申脉、足三里。并结合症状随证配穴，每日点灸 1~2 次，10 日为 1 个疗程。

4. 散结消肿

对乳腺增生、扭伤肿胀、脂肪瘤等有一定疗效。如治疗乳腺小叶增生，可灸治穴位：梅花穴、下关元、膻中、天宗、肩井、足三里。并结合症状随证配穴，每日点灸 1 次。第 1 疗程于月经来潮前 10 日开始点灸，连灸 9 日；第 2 疗程于第 2 个月月经来潮前 8 日开始点灸，连灸 7 日；第 3 疗程于第 3 个月月经来潮前 6 日开始点灸，连灸 5 日。肿块消失后，还需继续治疗 1 个疗程，以利于巩固疗效。

5. 开胃消食

对小儿厌食、成人消化不良、腹胀等可以提高食欲。如治疗小儿厌食症，可灸治穴位：四缝、脊中、章门、鱼际、上脘、中脘、下脘、足三里、合谷、脾俞、胃俞。并结合症状随证配穴，每日点灸 1~2 次，7 日为 1 个疗程。

6. 健脾止泻

对急性肠胃炎、痢疾、泄泻等有较好的治疗效果。如治疗泄泻，可灸治穴位：脐周四穴、关元、食背、足三里、脾俞、下脘、三焦俞、小肠俞、章门、下巨虚、天枢、阴陵泉。并结合症状随证配穴，每日点灸 1 次，必要时可多次，以愈为度。

7. 温经通痹

对类风湿关节炎、肢体麻木、痹证等有较好的消肿止痛效果。如治疗肩痹，可灸治穴位：肩髃、肩髎、肩贞、肩前、肩井、天柱、风池、曲池、外关、天宗、条口、尺泽、合谷、阳陵泉、阿是穴。并结合症状随证配穴，每日点灸 1 次，7 日为 1 个疗程。

8. 活血止血

对月经不调、血证、痛经等有较好的祛瘀和止血效果。如治疗月经过少，可灸治穴位：关元、气海、三阴交、脾俞、肾俞、足三里、内关、中极、水道、血海。并结合症状随证配穴，月经来潮前治疗，每日点灸 1 次，7 日为 1 个疗程。

9. 宁心安神

对失眠、焦虑、更年期综合征等均有一定疗效。如治疗失眠，可灸治穴位：攒竹、神门、四神聪、照海、安眠、申脉、印堂、本神、神道、中脘、内关、心俞。并结合症状随证配穴，每日点灸 1 次，7 日为 1 个疗程。

10. 强壮补益

对贫血、痿证、神经衰弱等有增强体质、防病保健的作用。如治疗贫血，可灸治穴位：百会、内关、外关、合谷、脾俞、胃俞、中脘、下关元、脐周四穴、曲池、足三里、三阴交、命门。并结合症状随证配穴，每日点灸 1 次，10 日为 1 个疗程。

五、禁忌证

（1）孕妇禁灸，实热证慎灸。

（2）眼球、男性外生殖器龟头部、女性小阴唇部禁灸。

（3）面部穴位施灸时一律使用轻手法。

（4）点灸眼区周围的穴位时嘱患者闭目，以免火花不慎飘入眼内引起烧伤。

（5）各种皮肤病，如湿疹、荨麻疹、带状疱疹等，在治疗期间忌食牛肉、海味、鲤鱼等发物。

六、注意事项

1.持线要求

持线时，着火端必须露出线头，以略长于拇指端为宜，太长不便点灸操作，太短易烧着施术者手指。

2.火候掌握

施灸时，使用炭火星点灸，以线头火星最旺时为点按良机，将有火星线端对准穴位，以留在穴位上的药线炭灰呈白色为最佳效果，注意点按力度及时间，避免灸伤皮肤。

3.施灸手法

施灸手法是决定疗效的重要因素，临床应严格遵循"以轻应轻，以重对重"的原则，即轻病用轻手法，重病用重手法，常规用中手法。如何区分轻重呢？施灸时，快速扣压，火星接触穴位时间短、刺激量较小者为轻手法；缓慢扣压，火星接触穴位时间较长、刺激量较大者为重手法；介于两者之间为中手法。此外，在皮肤病施治时，不要按压药线，直接用灯珠点灸皮肤患处，如带状疱疹、湿疹、疱疮等。简言之，就是以快应轻，以慢应重。另外，使用前将药线搓得更紧，以缩小施灸范围，也会得到轻手法的效果；反之，把两条药线搓在一起，使之变粗施灸，即得到重手法的效果。

4.灸后处理

穴位经点灸后，一般都有蚁咬感、灼热感或痒感，切勿用手抓挠，以免引起感染。特别是同一穴位连续数日点灸后，局部会出现浅表的灼伤痕迹，停灸1周左右可自行消失。万一不小心抓破灸痕也不必惊慌，注意保持清洁，用75%酒精消毒即可。

七、治疗疗程

使用壮医药线点灸疗法防病治病，强调要做到三治：治早（及时治疗）、治小（小病及轻病早治）、治好（彻底治疗，不要半途而废）。各种疾病的疗程可根据不同病程灵活制订。

1.疗程长短

急性病疗程宜短，慢性病，疗程宜长。如感冒一般每日点灸1次，连灸3日即可；而肿块性疾病如脂肪瘤，短期内无法消散，需要分疗程给予治疗。

2.疗程间隔时间

急性病疗程短，一般不需间隔，每日点灸1次；慢性病疗程长，可隔日点灸1次。

3.注意巩固疗效

一些慢性疾病如乳腺增生，肿块消失后还需继续治疗1个疗程，以巩固疗效。

八、常用穴位

壮医药线点灸的取穴原则："寒手热背肿在梅，痿肌痛沿麻络央，唯有痒疾抓长子，各疾施灸不离乡。"其使用的腧穴，归纳为以下三种情况：

（1）直接使用针灸腧穴，主治病症相同。

（2）使用针灸腧穴，主治病症不同。

（3）完全不同于针灸腧穴，有自己独特的穴位，称为特定穴位。

在此，仅选择临床常用的特定穴位进行介绍（如下表），其余选穴参照针灸腧穴。

人体特定穴位

穴名	定位	主治
梅花穴	按照局部肿块或皮损形状和大小，沿着周边和中点选取一组穴位，呈梅花形	一切肿块性和皮损性疾病
莲花穴	按照皮损形状和大小，沿着周边和皮损部选取一组穴位，呈莲花形	一般癣类和皮疹类疾病
葵花穴	按照皮损形状和大小，沿着周边和皮损部选取一组穴位，呈葵花形	比较顽固的癣类和皮疹类疾病
结顶穴	淋巴结附件或周围发生炎症，引起局部淋巴结肿大，取肿大之淋巴结顶部为穴（若无肿大，则无此穴）	各种炎症
痔顶穴	外痔或肿大突出肛门口的内痔顶部	痔疮
长子穴	皮疹类疾病，最先出现疹子或最大的疹子为穴	各类皮疹类疾病
安眠三穴	面部，眉毛内侧端边缘上、中、下各取一穴，共三穴	失眠
下迎香穴	迎香与巨髎连线中点	过敏性鼻炎
启闭穴	鼻孔外缘直下与唇边连线、鼻孔外缘与口角连线、唇边线组成的三角形中心处	牙关紧闭
鼻通穴	鼻梁两侧突出的高骨处	过敏性鼻炎、感冒鼻塞
止吐穴	鸠尾和膻中连线中点	呕吐、胸痛

续表

穴名	定位	主治
脐周四穴	以脐（神阙）为中心，旁开1.5寸，上、下、左、右各取一穴，共四穴	腹痛、泄泻
下关元穴	脐下3.5寸	前阴病、妇科病、咳嗽、气喘
膀胱三穴	尿潴留隆起的膀胱上缘，左、中、右各一穴	癃闭
燕口穴	两拇指指腹相对，于两拇指指尖处	癫痫
镇寒穴	手背，合谷穴后方凹陷处	畏寒
食背穴	手背，食指掌指关节的中点	胃肠道疾病
食魁穴	手背，食指近端指间关节的中点	前额头痛
中魁穴	手背，中指近端指间关节的中点	巅顶头痛
无魁穴	手背，无名指近端指间关节的中点	后头痛
背八穴	背部，风门至大肠俞的连线平分为五等分，两等分之间交界处取一穴，一侧四穴，共八穴	感冒及其他原因引起的发热
上长强穴	长强穴上方凹陷处	泄泻、痔疮发炎、大便出血、发热
趾背穴	足背，第一趾跖关节的中点	胃肠道疾病
里内庭穴	足底部，与内庭穴相对处	便秘、产后胞衣不下、闭经等

广西中医学校 黄 萍

参考文献

［1］滕红丽，林辰．药线点灸疗法［M］．北京：人民卫生出版社，2014：10-60．

［2］吴彬，罗艺徽．壮医药线点灸疗法［M］．南宁：广西科学技术出版社，广西教育出版社，2015：6-51．

第二章　壮医药物竹罐疗法

壮医药物竹罐疗法属拔罐法，古称角法，是把特制的竹罐置于煮沸的壮药水中加热，再趁热将竹罐覆于患者治疗部位上，利用其负压吸附力、药物、温热共同作用于人体一定部位，达到防治疾病目的的一种治疗方法。

一、治疗机制

壮医药物竹罐疗法具有祛风除湿，活血舒筋，散寒止痛，拔毒消肿，通龙路、火路气机等功能。壮医药物竹罐疗法的作用机理主要是通过将充满药气的竹罐吸附于穴位或病灶处，使气血通畅，以药气经皮肤和穴位的吸收、渗透等作用，进而疏通经络、行气活血，促进"三道两路"的通畅，从而恢复脏腑功能。

二、适应证

壮医药物竹罐疗法的适用范围较广，对内科、外科、妇科、儿科、五官科、皮肤科等学科的许多病症都有效，如各种痧证、头痛、胃脘痛、中风后遗症、虫蛇咬伤、小儿消化不良、痛经、牙痛、荨麻疹、风湿痹痛、各种原因引起的腰腿痛、肩背酸痛、肢体麻木、跌打损伤、骨折愈后瘀积等，尤其是对风湿性腰腿痛的治疗效果显著。此外，也可用于预防保健。

三、禁忌证

壮医药物竹罐疗法虽然适用范围广泛，但下列情况者应禁用或慎用：

（1）高热、痉挛、抽搐患者不宜使用。

（2）局部皮肤如有毛发、皱折、溃疡、疤痕、凹凸不平等或出现过敏、水肿等现象均不宜使用。

（3）狂躁的精神病患者不宜使用。

（4）孕妇的腹部及腰骶部宜慎用。

（5）糖尿病患者、血糖控制不佳者需慎用。

（6）有出血倾向及正在出血的患者禁止使用。

（7）严重心脏病、心力衰竭患者不宜使用。

四、相关操作

（一）制作药罐

选取直径为 1.5~4 厘米、生长 1 年以上的金竹，以近根部正直者为佳，剥去外皮，制成罐壁厚度适中、口边平整、光滑，长度为 10 厘米左右的竹罐。药罐以口径小、罐体长为佳。

（二）配备药物

常用药物有杜仲藤、三钱三、五爪风、三角风、八角枫、抽筋草、臭牡丹、五加皮、鸡矢藤、石菖蒲等，各适量加水煎成药液，浸煎竹罐。也可根据病情需要选择或选用民间验方，如风湿性腰腿痛选用祛风除湿、通经活络、活血化瘀的药物。

（三）术前准备

术前应先仔细检查患者，明确诊断，确定是否为药罐疗法的适应证，有无禁忌证，再选定拔罐的穴位或部位。准备铁锅或陶锅一个、竹罐、针具、毛巾、镊子、消毒棉球及消毒药品等用具，选定拔罐体位。并做好解释，消除患者的紧张、恐惧心理。

（四）手术操作

先将配制好的药物装入布袋内，扎紧袋口后放入加有适量清水的锅内加盖煎煮30分钟，再投入已选定的竹罐，同煮约30分钟（若为解表药，可缩短煎煮时间，将药物与竹罐一同放入锅内煮30分钟即可），然后用镊子将竹罐倒置取出，拭净水珠，迅速用干毛巾紧扣罐口片刻，吸干罐口残余的水液，降低罐口温度（但要保持罐内热气），趁热迅速扣于选定的拔罐部位皮肤上，轻按片刻即可吸牢。操作时应注意，出水后拔罐过快易烫伤皮肤，过慢则容易导致吸拔力不足。可根据病情应用单罐法、多罐法、针罐法、刺络拔罐法等。

1.单罐法

单独用一药罐，适用于病变范围较小或压痛点的疾病，或应用于治疗某些疾病的特定穴位，如胃脘痛拔中脘穴，软组织损伤拔压痛点，痛经拔关元穴等。

2.多罐法

一次使用多个药罐，适用于病变范围较大或选穴位较多的疾病，可根据病情在病变部位吸拔数个甚至数十个药罐。治疗某些内脏或器官瘀血症时，可按照脏器的解剖位置在相应的体表部位排列吸拔多个竹罐。本法多用于软组织损伤、神经肌肉疼痛等。

3.针罐法

（1）留针拔罐法。针刺得气后留针，再以针刺处为中心拔上药罐，留针5~15分钟后起罐出针。常用于治疗风湿痹痛等。使用本法时，应尽量使针位位于药罐的中央，以免针尾被罐壁压弯或造成针刺过深等不良后果。

（2）出针拔罐法。在相应穴位上针刺得气后留针一定时间或快速行针后出针，再在该穴位处加拔药罐，留罐5~15分钟后起罐。会有少许血液或组织液被吸出，用消毒干棉球拭去即可。

4.刺络拔罐法

先用三棱针或皮肤针根据病变部位和治疗要求刺破血络出血后，再在该处加拔药罐的治法。在施术部位进行常规消毒后，用三棱针或皮肤针刺破局部血络，一般采用直刺法，刺入皮肤约 1.5 厘米，使局部潮红、渗血或轻微出血。也可用针挑刺皮下血络或数根纤维，再加拔药罐，留罐 5~15 分钟后起罐，可吸拔出少量恶血，起罐后用消毒干棉球拭净血迹即可。也可在煮药罐的同时，将几条毛巾放入锅中同煮，起罐后，将毛巾从锅中取出拧干后覆于拔罐处，凉后更换，重复 2~3 次。多用于各种急慢性软组织损伤、神经性皮炎、皮肤瘙痒、丹毒、神经症、神经衰弱等。

（五）起罐

起罐时，一般一手握住竹罐底部稍倾斜，另一手拇指或食指按住罐口边缘的皮肤，使罐口与皮肤之间形成空隙，待空气进入罐内即可将罐取下（图 2-1）。若罐吸力过大，切不能用力猛拔或旋转罐体，以免造成皮肤损伤。

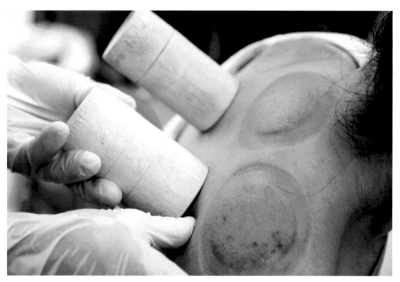

图2-1 起罐

（六）注意事项

（1）拔罐时应注意避风，如在冬季应注意患者保暖，避免受寒。一般应在患者饭后两小时进行，避免过饥过劳时拔罐，防止晕罐。

（2）根据病情及施术要求选择适宜的体位和药罐的规格，充分暴露受术部位，如有毛发的部位应剃去毛发。应消毒竹罐，以防交叉感染。

（3）在拔罐过程中，应嘱患者不要移动体位，以免药罐脱落。年老体弱者，应尽量少用俯卧位。

（4）药罐需甩净或拭干水滴后才能扣在皮肤上，以免烫伤皮肤。药罐从药液中取出至倒扣在皮肤上，罐口必须始终朝下。拔罐动作要迅速，以防空气进入罐内，方能使药罐紧紧地吸在皮肤上。

（5）使用多罐时，竹罐排列距离不宜过近，以免相互牵拉产生疼痛或使罐子脱落。

（6）一般留罐5~15分钟。留罐时间应根据拔罐反应及受术者体质而定，留罐时间过短则达不到治疗效果，留罐时间过长则会损伤皮肤。皮肤反应明显者、老年人及儿童留罐时间不宜过长。对于初次接受拔罐的患者，应尽量消除其紧张、畏惧的心理，且拔罐的数量宜少、时间宜短，待其适应后复诊时再酌情增加。

（7）使用刺络拔罐法操作时须避开大血管和神经，以免造成出血不止或损伤神经。

（8）使用针罐法时，应防止针刺部位肌肉收缩而发生弯针，并注意避免拔罐时将针撞压入深处而造成损伤。胸背部腧穴均应慎用。

（9）留罐过程中，应注意询问患者的感觉并观察其局部及全身反应。出现异常情况应及时处理。

①患者感觉吸拔部位明显疼痛或有烧灼、麻木感，多为吸拔力过大；若患者毫无感觉，则多为吸拔力不足，均应起罐重拔。若重拔后上述情况仍存在，应考虑罐具的规格、拔罐部位、拔罐方法、负压大小及病情性质、患者体质等因素的影响。

②拔罐期间，若患者出现头晕、恶心、面色苍白、四肢发凉、冷汗、胸闷心慌，甚至晕厥、脉细弱等晕罐现象，应立即起罐，并参照晕针（本书第38页）进行处理。

（10）起罐时手法宜轻柔、缓慢，切不可硬拉或旋动罐具。

五、效应观察

1. 治疗效应

起罐后吸拔部位出现点片状紫红瘀点、瘀斑，或兼微热疼痛，通称为罐斑或罐印，属正常现象，一般1~2日自行消失。

2. 病理反应

罐斑颜色深紫，属瘀血；罐斑颜色深紫黑，有触痛，伴身热，为热毒瘀结。罐斑皮色无变化，触之不温，多为虚寒证。罐斑如呈水疱状、水气状或水肿，属湿盛或寒湿。若水气色黄为湿热；水疱红色或黑色，多属久病湿盛血瘀。罐斑或血泡色淡，多为虚证。罐斑微痒或出现皮纹，多为风邪致病。使用针罐法后，出血颜色深红为热，青色则为寒凝血瘀。上述反应应结合临床进行综合分析。

六、拔罐后处理

起罐后，用消毒干棉球擦去罐斑上的小水珠。若罐斑有痛痒感，不可搔抓，一般数日内可自行消退。如出现小水疱可不做处理，任其自行消退；若水疱较大，可用消毒毫针将其刺破，放出水液，涂上碘伏或烫伤膏。如有出血，应用消毒干棉球拭净。若有皮肤破损，应常规消毒处理，破损较重的，消毒后用无菌敷料覆盖其上。若用拔罐治疗痈疮，起罐后应拭净脓液脓血并常规处理疮口。

拔罐后应注意保暖，避免拔罐部位皮肤再受风寒，在4小时内不宜洗澡。

七、应用举例

1. 感冒

感冒属壮医痧证范畴。临床以恶寒、发热、鼻塞、流涕、喷嚏、头痛、脉浮为主症。时行感冒则为多人同时发病，病情较重，首发症状多为恶寒、高热、周身酸痛、疲乏无力，并在一个时期内广泛流行。

（1）药罐准备：捣烂的生姜 50 克，葱白 9 根，艾叶 50 克。加水适量，按药物竹罐疗法中的煮罐步骤完成准备工作。

（2）穴位选择。

①督脉：从后发际向下至命门穴。

②足太阳膀胱经：沿足太阳膀胱经第一侧线向下，由大杼穴至肾俞穴。

有恶心呕吐等胃肠道症状者，加用中脘穴。

（3）操作方法：按药物竹罐法常规拔罐方法进行操作，采用多罐法。如伴有发热者，大椎穴可用刺络拔罐法。每日 1 次，一般 1~2 次即可。

2. 胃痛

以上腹部近心窝处疼痛为主要特征。见于西医学的急性胃炎、慢性胃炎、胃溃疡、十二指肠溃疡、胃痉挛、胃神经症等。

（1）药液准备：救必应 30 克、丁香 30 克、两面针 16 克、鸡骨香 30 克、香附 18 克、重楼 20 克，加水适量，按药物竹罐疗法中的煮罐步骤完成准备工作。

（2）穴位选择。

①任脉：中脘、关元。

②足阳明胃经：天枢。

③足太阳膀胱经：胃俞、膈俞、肝俞、胆俞、脾俞。

④髂后上棘下方压痛点。

（3）操作方法：背部足太阳膀胱经采用多罐法，留罐 5~10 分钟。取中脘、关元、天枢，用针刺加拔罐法，留罐 10 分钟。髂后上棘下方压痛点用刺络拔罐法，用三棱针快速点刺 1~3 下后拔罐，留罐 10 分钟。煮药罐时，可放入数条毛巾同煮。起罐后，用镊子取出锅中毛巾拧干，轻敷于腹部拔罐部位，凉则更换，反复 2~3 次。每日 1 次，症状缓解后，隔日 1 次。

3. 呕吐

以胃内容物从口中吐出为特征。可见于西医学的急性胃炎、贲门痉挛、幽门梗阻、胃神经症，以及肝、胆、胰腺疾病。

（1）药罐准备：生姜 120 克、厚朴 60 克、丁香 20 克、石菖蒲 20 克，加水适量，按药物竹罐疗法中的煮罐步骤完成准备工作。

（2）穴位选择。

①任脉：中脘、膻中。

②足太阳膀胱经：肝俞、脾俞、胃俞。

③手厥阴心包经：内关。

④足阳明胃经：足三里。

（3）操作方法：背部足太阳膀胱经穴位用多罐法，留罐 10~20 分钟，拔罐后用力上提 10~20 次；膻中、中脘应用出针拔罐法，留罐 10 分钟；内关、足三里用留针拔罐法，留罐 10 分钟。每日 1 次。

4. 中风后遗症

中风后遗症是指中风趋于好转后遗留下的一些症状，主要表现有半身不遂、言语不利、口眼歪斜等，属壮医的"巧坞病""龙路病"或"火路病"范畴。

（1）药罐准备：透骨消 30 克、伸筋草 90 克、红花 30 克、艾叶 30 克，加水适量，按药物竹罐疗法中煮罐的步骤完成准备工作。

（2）穴位选择。

①经外奇穴：华佗夹脊穴。

②足太阳膀胱经：由大杼沿背部足太阳膀胱经第一侧线向下至肾俞、承扶、委中、承山。

③手阳明大肠经：合谷、手三里、曲池、臂臑、肩髃。

④足少阳胆经：环跳、阴陵泉、风市、悬钟。

⑤足阳明胃经：髀关、伏兔、梁丘、足三里、丰隆。

⑥足太阴脾经：阴陵泉、三阴交。

（3）操作方法：华佗夹脊穴和背部足太阳膀胱经穴位交替使用，采用密排罐法，留罐 10 分钟。其余穴取患侧穴位，每次取 2~3 个上肢穴位和 2~3 个下肢穴位。针刺得气出针后加拔罐，或用梅花针扣刺后加拔罐，留罐 10~15 分钟。煮药罐时，可放入数条毛巾同煮。起罐后，用镊子取出锅中毛巾拧干，轻敷于所拔罐的部位，凉则更换，反复 2~3 次。每日 1 次。

5. 腰痛

以腰部一侧或两侧疼痛为主症，可见于腰部软组织损伤、肌肉劳损、风湿、脊柱病变及内脏疾病，如肾积水、肾结石等。对于因跌扑损伤或负重扭伤引起的腰痛，无骨折或错位等情况者，应用壮医外治法治疗，效果较好。

（1）药液准备：艾叶、鸡血藤、藤三七、藤杜仲、土黄芪、宽筋藤、扁担藤、七叶莲、海桐皮各 10 克，乳香、没药各 5 克。加水适量，按药物竹罐疗法中的煮罐步骤完成准备工作。

（2）穴位选择。

①督脉：命门、腰阳关。

②足太阳膀胱经：肾俞、大肠俞、志室、委中。

③足少阳胆经：环跳、阳陵泉、悬钟。

（3）操作方法：根据具体病情，选择6~8个穴位，用梅花针扣刺拔罐法，留罐10~15分钟。煮药罐时，可放入数条毛巾同煮。起罐后，用镊子取出锅中毛巾拧干，轻敷于所拔罐的部位，凉则更换，反复2~3次。每日1次，10次为1个疗程。

6. 痹证

痹证是指由风、寒、湿、热之邪侵入人体经络、肌肉、关节，导致气血运行不畅，引起肢体局部疼痛、肿胀或麻木等，甚至影响肢体运动功能的疾病，可分为行痹、痛痹、着痹、热痹四种类型。包括西医学的风湿热、风湿性关节炎、类风湿性关节炎、骨关节炎、纤维组织炎、神经根炎、痛风等。

（1）药液准备：黄九牛60克、闹羊花30克、八角枫60克、五指枫60克、枫寄生60克、枫树叶120克、火炭母60克、过江龙60克、宽筋藤100克、麻骨风60克、大接骨丹100克、土牛膝60克、尖尾风100克，均为鲜品，加水适量，按药物竹罐疗法中煮罐的步骤完成准备工作。

（2）穴位选择。

①整体取穴。

督脉：大椎、身柱、至阳。

任脉：气海、关元。

足太阳膀胱经：膈俞、脾俞、肾俞、关元俞。

②局部取穴。

肩关节：肩井、肩髎、肩髃、肩中俞、肩外俞、臑俞、肩前俞、肩贞、臂臑、阿是穴。

肘关节：肘髎、曲池、手三里、尺泽、曲泽、阿是穴。

膝关节：梁丘、血海、膝眼、足三里、阳陵泉、阿是穴。

踝关节：悬钟、照海、申脉、昆仑、太溪、丘墟、阿是穴。

腰骶部：气海俞、大肠俞、关元俞、膀胱俞、白环俞、上髎、下髎、环跳、阿是穴。

（3）操作方法：取督脉、任脉、膀胱经腧穴，及患肢（处）穴位，用三棱针刺络拔罐法，留罐10~15分钟。煮药罐时，可放入数条毛巾同煮。起罐后，用镊子取出锅中毛巾拧干，轻敷于所拔罐的部位，凉则更换，反复2~3次。每日1次，或每隔1~2日1次，10~20次为1个疗程。

百色市民族卫生学校　黄兴华

参考文献

[1] 汪安宁. 针灸学 [M]. 北京：中国中医药出版社，2002：268-291.

[2] 唐农，林辰. 壮医特色疗法 [M]. 南宁：广西科学技术出版社，2011：36-44.

第三章　壮医针刺疗法

　　壮医针刺疗法是壮族民间常用的一种治疗方法，是壮医外治法的一个重要组成部分。壮医针法不仅具有悠久的历史，而且种类繁多，是壮医临床常用的特色治病技法。早在晋代葛洪《肘后备急方》中就有壮族先民用针挑沙虱虫的记载，这表明壮族先民在晋代以前就已掌握了比较熟练的针挑疗法。

　　壮医针灸以壮医理论为指导，其理论基础主要有"三道两路"、气血均衡、毒虚致病、三气同步等学说。壮医针灸取材简单、操作方便、疗效确切、无毒副作用，且安全、经济、可靠，具有简、便、廉、验、捷和便于推广等特点和优点，能治疗临床各科多种常见病、多发病及一些疑难杂症，甚至对某些疾病有立竿见影之功效。

一、适应证

　　依壮医针灸所总结的取穴原则，壮医针灸的最佳适应证可以概括为具有恶寒、发热、肿块、疼痛、痿痹、麻木不仁、瘙痒等七个症状的疾病。凡属于内科、外科、妇产科、小儿科、皮肤科、男科、眼科、口腔科、耳鼻喉科等范畴的疾病，均可使用壮医针灸治疗。对风湿性关节炎、颈椎病、肩周炎、骨质退行性改变、跌打损伤、湿疹、带状疱疹后遗神经痛、痤疮、小儿遗尿、流行性出血性结膜炎、青春期痛经等有独特的疗效。目前壮医针灸能治愈的疾病病种已达 130 多种。

二、禁忌证

　　（1）孕妇禁用或慎用针刺法。凡孕妇则禁刺具有通龙路、火路作用的穴位，比如手十甲穴等。孕妇三个月以内的，不能针刺下半身穴位；孕妇三个月以上的，全身各穴禁刺。

　　（2）小儿囟门未闭时头顶部禁止针刺。

　　（3）有出血倾向以及患有严重过敏性、感染性皮肤病者禁止针刺。

　　（4）皮肤有溃疡、瘢痕或肿瘤的部位，禁止针刺。

三、注意事项

　　（1）过度疲劳、饥饿、精神紧张的患者，不宜立即针刺，需待其恢复后再治疗。

　　（2）体质虚弱的患者，刺激不宜过强，并尽量采用卧位。

　　（3）避开血管针刺，以防出血。有自发性出血倾向或因损伤后出血不止的患者，不宜针刺。

　　（4）针刺心、肺、肝、肾、膀胱（特别是尿潴留时）等脏器所处部位的空位时，不宜深刺，要严格掌握好针刺的角度、方向和深度。

（5）进针时有触电感，疼痛明显或针尖触及坚硬组织时，应退针而不宜继续进针。

（6）眼区、项部及脊椎部位的穴位，应掌握好针刺的角度、方向和深度，避免损伤重要组织而出现意外事故。

四、针刺器具

（一）毫针

1. 毫针的结构

毫针是用金属制作而成的，以不锈钢为制针材料者最常用。不锈钢毫针具有较高的强度和韧性，针体挺直滑利，能耐热和防锈，不易被化学物品腐蚀。

毫针的结构可分为五个部分（图3-1），即针尖、针身、针根、针柄和针尾。

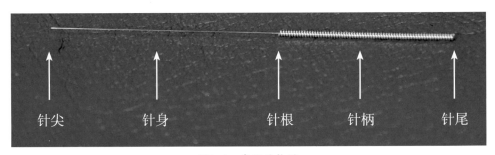

图3-1　毫针结构图

针尖是毫针的尖端锋锐部分，亦称针芒；针身是针尖与针根之间的主体部分，亦称针体；针身与针柄连接的部分称为针根；针身与针根之后执针着力的部分称为针柄；针柄的末梢部分称为针尾。针柄与针尾多用铜丝或银丝缠绕，呈螺旋状或圆筒状，针柄的形状有圈柄、花柄、平柄、管柄等。针柄的主要作用是便于着力，有利于进针操作。

2. 毫针的规格

毫针长度分有13毫米（0.5寸）、25毫米（1寸）、40毫米（1.5寸）、50毫米（2寸）、75毫米（3寸）、100毫米（4寸）六种；粗细分为0.45毫米（26号）、0.40毫米（28号）、0.35毫米（29号）、0.30毫米（30号）、0.25毫米（32号）、0.22毫米（34号）、0.20毫米（36号）七种。一般壮医针刺常用1寸和1.5寸的毫针。一定要根据患者的病情、体质及所选穴区选择适当的针具，如初诊者、小儿患者、体质虚弱及惧针者，宜选细针、短针；针胸背部穴宜选取短针，针眼部穴宜选用细针（一般要求30~32号）。

（二）莲花针

莲花针（图3-2）也是壮医针刺术常用的针具，亦称梅花针、七星针、皮肤针。莲花针外形似小锤状，针柄有硬柄和软柄两种规格。硬柄用硬塑做成，弹性小；软柄一般用牛角做成，弹性大，莲花针长 15~19 厘米，一端附有莲蓬状的针盘，下边散嵌着不锈钢短针。通常用的莲花针由 7 枚不锈钢针组成，其他不是由 7 枚针组成的也习称莲花针。莲花针针尖要求不可太锐，应呈松针状，全束针类要平齐，防止偏斜、钩曲、锈蚀和缺损。检查针具时，可用干脂棉轻沾针尖，如针尖有钩曲或缺损，则棉絮易被带动。现在市场上有莲花针出售，可以到医疗器械用品商店购买，也可用 7 根普通 6 号或 7 号缝衣针自制。

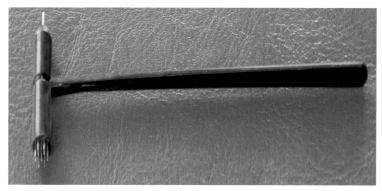

图3-2　莲花针

莲花针根据针数进行命名，由 1 枚不锈钢针构成的称一星针，由 2 枚不锈钢针构成的称二星针，由 3 枚不锈钢针构成的称三星针或三角针，由 5 枚不锈钢针构成的称梅花针或五星针，由 7 枚不锈钢针构成的称七星针。

五、练针法

针刺练习是指针刺指力和手法的练习，有纸垫练针法（图 3-3）和棉团练针法（图3-4）。初学扎针，要先在纸垫上或棉团上练习，因为毫针细软，没有一定的指力是很难进针的，即使勉强进针，也会造成疼痛，对各种手法的操作也不能应用自如。

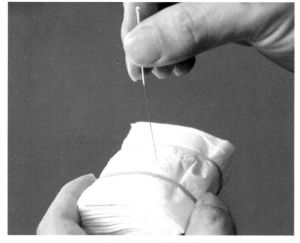

图3-3　纸垫练针法

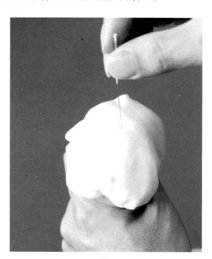

图3-4　棉团练针法

（一）纸垫练针法

练针时，左手平执纸垫，右手拇指、食指、中指三指持针柄，如持毛笔状，使针尖垂直地抵在纸块上，然后手指捻动针柄，并渐加一定的压力，待针穿透纸垫后另换一处，反复练习。这主要是锻炼指力和捻转手法。

1. 纸垫制作

可直接用市售纸巾，或者用折成长约 8 厘米、宽约 5 厘米、厚 2~3 厘米的纸块，用线如"二"字形或"井"字形扎紧，做成纸垫。

2. 进针指力练习

一手平执纸垫，另一手如执笔式持针，使针尖垂直抵于纸垫上，拇指、食指、中指三指前后交替捻动针柄，来回刺入纸垫内，同时手指向下渐加压力，刺透纸垫，再捻动退针另换一处重复操作。

3. 捻转练习

将针刺入纸垫，拇指与食指、中指前后交替捻转针柄。

（二）棉团练针法

棉团练针法与纸垫练针法一样，是毫针练法的第一步，其目的在于通过在棉团上的练习，具备一定的指力，掌握手法的基本功。

1. 棉团制作

准备棉花一团，外用布将其包裹，用线将布的封口扎紧，做成直径为 7~8 厘米的棉团。

2. 提插练习

以执毛笔式持针，将针刺入棉团，在原处做上提下插的动作。

3. 提插捻转配合练习

在提插练习基础上，将提插与捻转动作配合练习。

六、操作方法

（一）术前准备

1. 针具选择

选定需要针刺的穴位后，根据患者体质、年龄、胖瘦、针刺部位和不同疾病等选择规格适宜的毫针，一般以针刺入应至的深度而针身还应露在皮肤外少许为宜。针刺前应检查毫针有无弯折、锈迹。

2. 体位选择

针刺时体位的选择应以便于医者能正确取穴、针刺施术，患者感到舒适自然并能持久为原则。凡体质虚弱、年老、精神过度紧张和初诊的患者，应首先考虑卧位，在针刺和留针过程中应嘱患者切不可移动体位。

3. 腧穴定位

准确定位腧穴，以指甲在穴位上压出"十"字形标记。

4. 消毒

医者在针刺前须先用洗手液洗净双手，再用 75% 酒精或 0.5% 碘伏涂擦消毒。在患者需要针刺的穴位上用 75% 酒精或 0.5% 碘伏涂擦消毒时，应从中心点向外绕圈涂擦。

（二）操作手法

1. 持针方法

持针的姿势、状如执持毛笔，故称为执毛笔式持针法。根据用指的多少，一般又分为二指持针法（图 3-5）、三指持针法（图 3-6）、四指持针法、五指持针法（见图 3-8 夹持进针法）。

（1）二指持针法。用右手拇指、食指指腹挟持针柄，针身与拇指呈 90 度角。一般用于针刺浅层腧穴的短毫针。

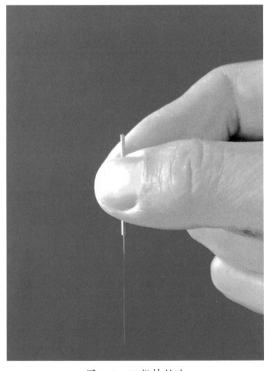

图3-5　二指持针法

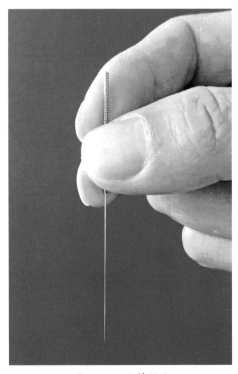

图3-6　三指持针法

（2）多指持针法。用右手拇指、食指、中指、无名指指腹执持针柄，小指指尖抵于针旁皮肤，支持针身垂直。一般用于长针深刺。

2.进针方法

（1）指切进针法（图3-7）。用左手拇指、食指尖端按在穴位上，右手持针刺入穴位。此法适用于短针的进针。

（2）夹持进针法（图3-8）。用左手拇指、食指捏持消毒干棉球，夹住针身下端，将针尖固定在所刺穴位上，用右手将针刺入。此法适用于长针的进针。

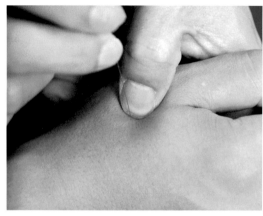
图3-7 指切进针法

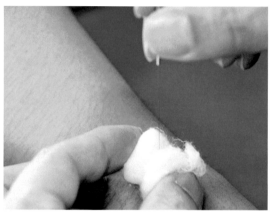
图3-8 夹持进针法

（3）舒张进针法（图3-9）。用左手拇指、食指将所刺穴位的皮肤向两侧撑开，使皮肤绷紧而右手持针刺入。此法用于皮肤松弛部穴位。

（4）提捏进针法（图3-10）。用左手拇指、食指将穴位的皮肤捏起，用右手将针刺入。此法用于皮肤表浅部位，如印堂穴。

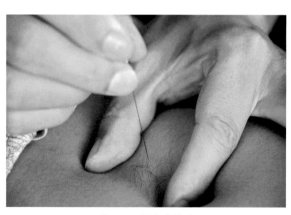
图3-9 舒张进针法

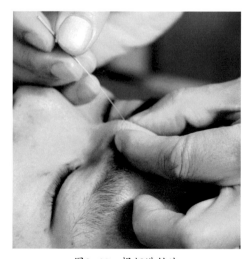
图3-10 提捏进针法

（5）管针进针法（图3-11）。用金属、塑料、有机玻璃等制成长短不一的细管代替押手。先选用长短合适的平柄针或管柄针置于针管内，针的尾端露于管的上口，针管下口置于穴位上，接着用手指拍打或弹压针尾将针尖刺入腧穴皮下，最后将套管抽出。

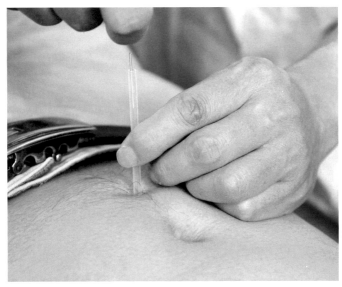

图3-11 管针进针法

3.基本手法

（1）提插法。针刺达到一定深度后，用右手中指指腹扶持针身，指端抵住腧穴表面，拇指、食指捏住针柄，将针由深层提至浅层，再由浅层插至深层，如此反复地上提下插。提插的幅度、频率及时间应视患者的体质、病情、腧穴的部位及医者所要达到的目的而定。使用提插法时指力要均匀一致，幅度不宜过大，时间不宜过长，一般以3~5分钟为宜，频率不宜过快，每分钟60次左右为宜，保持针身垂直，不改变针刺角度、方向和深度。通常认为行针时提插的幅度大、频率快，刺激量就大；反之，提插的幅度小、频率慢，刺激量就小。

（2）捻转法。将针刺入一定深度后，以右手拇指、食指和中指持住针柄进行一前一后来回旋转捻动。捻转的角度、频率及时间也应视患者的体质、病情、腧穴的部位及医者所要达到的目的而定。使用捻转法时，指力要均匀，角度要适当，一般应掌握在180~360度，不能单向捻针，否则针身易被肌纤维等缠绕，引起局部疼痛和导致滞针而出针困难。一般认为捻转角度大、频率快，其刺激量就大；捻转角度小、频率慢，其刺激量就小。

4.补法

（1）进针。选好穴位和体位并常规消毒后，嘱患者做腹式深呼吸，医者用左手拇指指甲重切穴位，在患者吐气时将针尖迅速刺入穴位；片刻后待患者再次吐气时，将针刺入所需要深度的1/3；静候片刻待患者再次吐气时，将针刺入所需要的深度。

（2）候气。壮医针刺不强调留针，但进针完毕后可适当留针候气，一般留针 30 分钟左右。判断得气的指标：针体自行摆动、针感沉紧下坠、针口处皮肤或高或低，一般具有其中一项即可。

（3）运针吐纳。首先将针上提 0.2 寸左右，再迅速插下，然后按以下步骤操作：①连续快速提插 9 次。②嘱患者连续做 3 次缓慢而细长的腹式呼吸运动。提插 9 次和呼吸 3 次的整个过程称为一个穴位的一次运针吐纳补法。每位患者需要在哪个穴位施补和具体次数依病情而定，一般不超过 9 次。

（4）出针。嘱患者做深而长的腹式呼吸，吸气时将针分 3 次退出。出针后用手指按住针孔。

5. 泻法

（1）进针。选好穴位和体位并常规消毒后，嘱患者做腹式深呼吸，医者用左手拇指指甲重切穴位，在患者吸气时将针尖迅速刺入穴位；片刻后待患者再次吸气时，将针刺入所需要深度的 1/3；静候片刻待患者再次吸气时，将针刺入所需要的深度。

（2）候气。壮医针刺不强调留针，但进针完毕后可适当留针候气，一般留针 30 分钟左右。

（3）运针吐纳。首先将针上提 0.2 寸左右，约 30 秒后再插入，然后按步骤操作：①连续快速提插 6 次；②嘱患者连续做 6 次缓慢而细长的腹式呼吸运动。提插 6 次和呼吸 4 次的整个过程称为一个穴位的一次运针吐纳泻法。每位患者需要在哪个穴位施泻和具体次数依病情而定。

（4）出针。嘱患者做深而长的腹式呼吸，吐气时将针分 3 次退出。

6. 平补平泻法

进针得气后均匀地提插、捻转后即可出针。

七、壮医莲花针的操作方法

（一）术前准备

1. 针具选择

因莲花针有多种规格，临床上根据不同的病种、病情以及不同的部位选择不同规格。比如较轻浅的疾病选用一星针、三星针或五星针，一般常见病、多发病多用五星针，偏头痛、顽癣等顽固的疾病可选用七星针。

2. 选择体位

一般选坐位或卧位。

3. 消毒

（1）莲花针的消毒：莲花针不能高温高压灭菌，因此尽量使用一次性莲花针，最好不要重复使用。如果非要二次使用，莲花针需要用2%戊二醛浸泡10小时。

（2）罐的消毒：置于含氯消毒液浸泡消毒10小时。

（3）叩刺穴位或皮肤的消毒：常用碘伏液或碘伏消毒棉球消毒，也可用75%酒精消毒。

（二）操作手法

右手握针柄的尾部，食指放在针柄下，拇指压在针柄上（图3-12），针尖对准叩刺部位，灵巧地运用手腕部弹力，弹跳着连续有节律地叩刺，要做到平稳、准确和灵活，叩刺速度要均匀。针尖起落要呈垂直方向，防止针尖斜着刺入和向后拖拉着起针。循龙路、火路叩打时，每隔1厘米左右叩刺一下，一般可循路叩刺10~15次。若叩刺出血，应当注意清洁消毒。如果局部皮肤有破损、溃疡，则不宜叩刺。

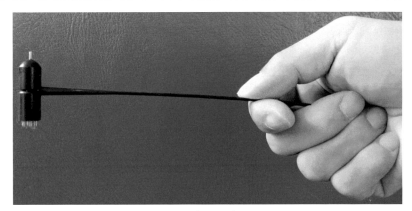

图3-12 莲花针持针方法

（三）叩刺强度

叩刺强度是根据刺激的部位、患者的体质和病情的不同决定的。临床常按叩刺的力度、局部皮肤出血情况和患者疼痛程度，把莲花针的叩刺强度分为轻刺激、中刺激、重刺激三种。

1. 轻刺激

用较轻腕力进行叩刺，以局部皮肤略有潮红、患者无疼痛感为度。适用于老弱妇儿、虚证患者和头面、五官及肌肉浅薄处。

2. 中刺激

介于轻刺激和重刺激之间，局部皮肤潮红，但无渗血，患者稍觉疼痛。适用于一般疾病和多数患者，除头面等肌肉浅薄处外，大部分部位都可用此法。

3. 重刺激

用较重腕力进行叩刺，局部皮肤可见隐隐出血，患者有疼痛的感觉。适用于体强、实证患者的肩部、背部、腰部、骶部等肌肉丰厚处。

（四）叩刺部位

1. 循路叩刺

循路叩刺是指沿着龙路、火路循行路线叩刺。如项背腰骶部的夹脊叩刺为常用的循路叩刺。

2. 循点叩刺

根据"三道两路"在体表的穴位主治症进行叩刺，常用于各种特定穴，如华佗夹脊穴、反应点等。

3. 局部叩刺

取局部病变部位进行散刺、围刺，用于跌打损伤的局部瘀肿疼痛、顽癣等。

（五）叩拔结合

将莲花针叩刺与拔火罐结合使用，具有活血化瘀、通经活络的功效，可有效祛除体内瘀血，畅通"三道两路"。

1. 消毒叩拔部位

常用碘伏液或碘伏消毒棉球消毒，也可用 75% 酒精消毒。

2. 莲花针法叩刺

用一次性莲花针或消毒莲花针叩击相应穴位或部位，以叩刺出血（龙路、火路网络分支被刺破）。强度视体质和病情而定。

3. 拔罐逐瘀

在叩刺渗血部位拔罐，以吸出瘀滞之气血，留罐 15 分钟左右。但若病情轻或者面部拔罐，可行闪罐而不必留罐。临床常用抽气罐。

4. 清洁

先用消毒棉球将渗出物清洁干净，再用碘伏消毒施治部位的皮肤。

5. 药酒善后

用具有活血化瘀的药酒涂于局部，可提高疗效。

八、疗法举例

（一）胃痛

1. 取穴

（1）趾背穴。在地部、足背部。取法：于足背第一跖趾关节中点处。

（2）食背穴。在天部、手掌背部。取法：于食指背侧本节关节中点处。

（3）上脐行穴。在胸腹部。取法：从天突穴至神阙穴，等距离分为 10 穴。

（4）下脐行穴。在腹部。取法：从神阙穴至曲骨穴，等距离分为 10 穴。

（5）脐内环穴。在人部，脐上，在脐壁上。取法：以脐窝外缘内侧作一圆环，环线上均是穴位（图3-13）。一般取脐窝上、下、左、右共4穴。

（6）内关。在前臂掌侧，腕横纹上2寸，掌长肌腱与桡侧腕屈肌腱之间。

（7）公孙。在足内侧缘，第一跖骨基底部的前下方，赤白肉际处。

（8）足三里。在小腿前外侧，当犊鼻下3寸，距胫骨前缘一横指（中指）。

（9）脾俞。第11胸椎棘突下，旁开1.5寸。

（10）肾俞。第2腰椎棘突下，旁开1.5寸。

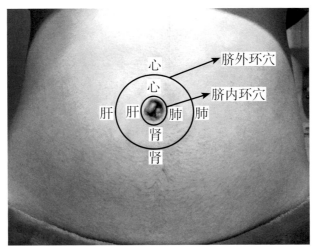

图3-13　脐环穴

2. 手法

针足三里、内关、公孙，用吐纳补泻两种手法，先补2次再泻2次。针脐内环穴，平补平泻。其余穴位药线点灸，每穴点3壮，均用泻法。每2日1次，15日为1个疗程。

（二）头痛

1. 取穴

发旋穴、旋环穴（在天部，头顶处，如图3-14。发旋穴在发旋窝处，旋环穴是以发旋穴为中心旁开1寸圆环线上为穴。前后左右各取一穴则称"旋环四穴"）、脐内环穴、列缺穴、头维穴、风池穴、眉弓穴（在眉头、眉腰和眉尾上端）、食魁穴（食指背侧次节关节中点上近心端0.5寸处）、中魁穴（中指背侧次节关节中点上近心端0.5寸处）、无魁穴（无名指背侧次节关节中点上近心端0.5寸处）。

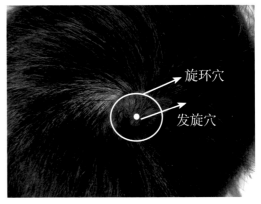

图3-14　发旋穴、旋环穴

2.手法

针刺列缺穴，用吐纳补泻两种手法，先补2次再泻2次。针脐内环穴，平补平泻。其余穴位药线点灸，每穴点3壮，均用泻法。每日1次，1周为1个疗程。

（三）中风后遗症

1.取穴

脐内环穴、下脐行穴（图3-15）、关元、风池、人中、大椎、丰隆、阳陵泉、合谷、曲池、复溜等。

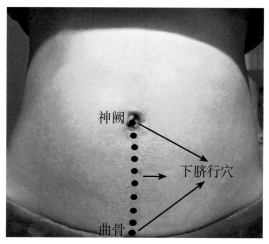

图3-15　下脐行穴

2.手法

向外斜刺，脐内环穴平补平泻，其余针患侧穴位用吐纳泻法，健侧穴位用吐纳补法。每次依病情选3~5穴，双侧同用，补健侧每穴4次、泻患侧每穴2次。每3日1次。

（四）面瘫

1.取穴

面部诸反应点（酸、痛、痒、肿、麻痹、瘫痪肌肉）、脐内环穴。

2.手法

于脐内环穴由内向外以10~15度角刺入0.5~0.8寸，不找针感，医者将掌心置于脐内环穴上方并结合患者腹式呼吸局部诱导调气，以使局部产生温热感为宜；针刺后，采用壮医药线点灸相应的局部反应点。每日针灸1次。

（五）腰痛

1.取穴

腰龙脊穴（图3-16，诸腰椎骨棘突下各有1穴）、骶龙脊穴（诸骶椎骨棘突下各有 1 穴）、膝弯穴（下肢后侧膝弯腘横纹正中点处，相当于委中穴）、肾俞、后溪、阿是穴、脐内环穴、华佗夹脊等。

2. 配穴

急性腰扭伤加承山、人中、中渚，腰肌劳损加髋关（髋关节外侧作扇形半环，环线上均是穴，一般取 3 穴）、骶鞍环穴（在骶部，沿骶骨外缘作横鞍状环，环线上均是穴，见图 3-17）。

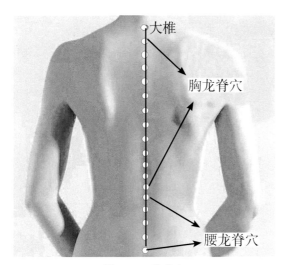

图3-16　龙脊穴

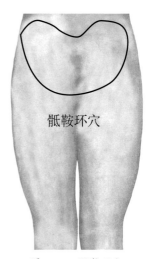

图3-17　骶鞍环穴

3. 手法

腰椎间盘突出加环手法：针肾穴，用吐纳补泻法，4 次。针委中，用吐纳泻法，3 次。针脐内环穴。平补环跳、承山、髋关、骶鞍环穴。

平泻，其余穴位以药线点灸法每周 1 次，2 周为 1 疗程。或取骶鞍环穴、肾俞、环跳、阿是穴以莲花针拔罐逐瘀法。

（六）原发性痛经

1. 取穴

脐边四穴（将脐轮按顺时针方向定出心、肺、肝、肾脐边四穴）、神门、内关、侠溪、三阴交。

2. 手法

将 75% 酒精滴入毫针套内消毒套针，待针套干后再将毫针套入针套，毫针针柄露出针套外 0.5 厘米，左手持针套对准穴位，脐边四穴用 1 寸毫针，与穴位呈 15~20 度角进针，从脐眼向外斜刺，以右手食指指腹轻叩针柄即可。迅速进入皮肤，然后进针入内 0.5 厘米，四肢穴位按常规针刺方法，留针 15~30 分钟，留针期间不行针。

（七）肩周炎

1. 取穴

扁担穴（图 3-18，颈根至肩端连线两端共 2 穴）、曲池、后溪、外关。

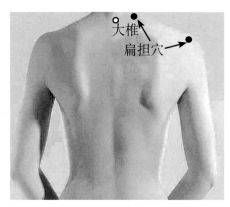

图3-18　扁担穴

2. 手法

针刺患侧扁担穴，用吐纳补法操作 4 次。患侧曲池、后溪、外关用吐纳泻法，每穴泻 3 次。每周 1 次。

（八）膝关节炎

1. 取穴

膝关穴（围绕膝关节一圈为环，环线上均是穴位，如图 3-19，一般取 3 穴）、脐内环穴、膝弯穴、后溪、中渚、血海、复溜、血海、足三里、阳陵泉、阴陵泉、水泉、膝眼、三阴交。

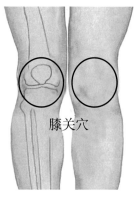

图3-19　膝关穴

2. 手法

针刺膝关穴，用吐纳补、泻两种手法，每穴先补 2 次，后泻 2 次；针脐内环向外斜刺，用平补平泻手法，留针 30 分钟；余穴用壮医药线点灸，每穴点灸 3 壮，均用泻法。

（九）带状疱疹

1. 取穴

局部葵花（在患者自觉疼痛处皮肤反应点及其邻近部位选取一组穴位）、脐内环、血海、内关、神门、三阴交等穴。

2. 手法

脐内环穴的针刺以脐中央为中心，向外与皮肤呈 10 度角放射状平刺，进针深度约 2 厘米，其余穴位施以直刺，无痛进针后不捻转，留针 30 分钟。每日或隔日 1 次，10 次为 1 个疗程。若为带状疱疹后遗神经痛，必须用莲花针拔罐逐瘀法，在疼痛处用 75% 酒精局部消毒后，运用壮医莲花针叩刺至微微渗血，再用真空抽气罐进行拔罐，留罐 5~15 分钟后起罐，以壮医通路酒外擦拔罐部位。每周 2~3 次，10 次为 1 个疗程。

（十）颈椎病

1. 取穴

项棱（在与脊柱平行的两条棱线上，每侧 7 穴，共 14 穴）、龙脊（从颈椎到尾椎，每个椎骨棘突下凹陷中为 1 穴）、壮医夹脊（胸龙脊穴旁开 1.5 寸和 3 寸各两行，共 48 穴）、肩井、阿是穴。

2. 手法

先用壮医莲花针叩刺相应穴位，刺激强度以患者耐受度为限，每穴叩刺 20 次，以局部微微渗血为宜。然后在叩刺穴位上拔罐，留罐 5~10 分钟，出罐后以壮医通路酒外擦拔罐部位。隔日 1 次，5 次为 1 疗程，共治疗 2 个疗程。

桂林市卫生学校　宋建军

参考文献

[1] 黄瑾明，宋宁，黄凯. 中国壮医针灸学 [M]. 南宁：广西民族出版社，2010：50-90.

[2] 林华胜，黄瑾明，黄贵华，等. 壮医莲花针拔罐逐瘀法治疗颈椎病 90 例临床疗效观察 [J]. 四川中医，2014，32（2）：140-141.

[3] 罗本华，林辰，李晶晶. 壮医针刺与中医针刺治疗周围性面瘫 118 例 [J]. 陕西中医，2012，33（10）：1390-1391.

[4] 彭锦绣，黄瑾明，王粤湘，等. 壮医针灸疗法治疗青春期原发性痛经疗效观察 [J]. 四川中医，2010，28（4）：121-122.

[5] 闫国跃，罗发军，黄群艳，等. 壮医针灸治疗膝关节骨性关节炎的研究现状及进展 [J]. 大众科技，2015，17（12）：93-94.

第四章　壮医贴敷疗法

壮医贴敷疗法是将壮药贴于人体某些部位或穴位上，通过药物的刺激调节人体天、地、人三气同步平衡，以达到治病目的的一种外治法。常用的贴敷疗法有草药外敷法、穴位贴药法、药膏外敷法等。贴敷疗法使用的剂型有散剂、糊剂、饼剂、锭剂、膏剂、鲜药剂等。鲜药剂是民间壮医最常用的剂型，其方法是将新鲜的生药捣烂调酒或调醋即成，用于治疗骨折、跌打损伤或各种痛症；散剂也较为常用，将干燥后的药物粉碎成细粉末，过筛后保存备用。散剂可直接使用或使用前将药粉和水、酒、醋、油混合调成膏状，分装后消毒备用。散剂用途最广，用于痛症、三伏贴、外感、消化不良。贴敷疗法选用的药物和部位（穴位）根据具体病情而定。壮医贴敷疗法在壮族民间广泛使用的有骨折贴敷、痛症贴敷、穴位贴敷、三伏贴敷等，疗效确切、安全、价廉，有很高的应用价值。

一、注意事项

使用壮医贴敷疗法时应注意以下几点：

（1）敷药局部皮肤有红肿、红疹或痛痒多为皮肤过敏现象，应该立即停止贴敷，症状严重者需进行抗过敏治疗。另外，待皮疹消失后可再行贴敷治疗；未知有过敏史者，贴敷治疗宜短时间开始逐渐延长贴敷时间。

（2）注意贴敷局部皮肤或贴敷药物的消毒。

（3）孕妇禁用。

（4）贴敷药物多有毒性，需要安全存放，忌入口。

二、骨折贴敷

骨折一般先采用手法复位或手术复位，复位后需借助药物续筋接骨、活血化瘀及消肿止痛。因此，骨折贴敷疗法是骨折治疗的一个重要环节。

（一）传统壮药治疗骨折

传统壮药治疗骨折一般多采用新鲜的生药，使用时将药物捣烂或将药物切碎后醋炒，也可以将生药干燥后打粉调酒或调醋外敷。常用的壮药有大驳骨、小驳骨、泽兰、鬼画符、爬山虎、罗裙带、自然铜、小鸡肉。

（二）自制跌打损伤药膏治疗骨折

用生南星 20 份、生川乌 20 份、大黄 40 份、山栀子 8 份、红花 8 份、白芷 12 份、蚤休 8 份、姜黄 6 份、乳香 6 份、没药 6 份、地鳖虫 5 份、血竭 6 份、皂角 4 份、冰片 5 份，共研细末，用甘油 8 份、白酒 1 份、米醋 1 份，调和搅匀成膏状。将膏药涂摊于纱布上，厚约 0.5 厘米，以骨折端、脱位处为中心敷于患处，然后上外固定器材，每 3 日换药 1 次。一般 4~6 日肿痛消失，4~6 周功能恢复。本品大毒，不可内服。忌用在头面部、皮损出血部、脐部；孕妇忌用，婴幼儿慎用。

三、三伏贴

（一）概述

"三伏"是初伏、中伏和末伏的统称，每年出现在夏至后，即阳历 7 月中旬到 8 月中旬。三伏由二十四节气中的日期和干支纪日的日期相配合来决定的，而三伏日是指夏至以后的第三个庚日、第四个庚日和立秋以后的第一个庚日，这是一年之中最炙热的三天。三九天是指从冬至算起的第三个"九天"，也就是冬至后的第 19~27 天。中国的农历用"九九"来计算时令，冬至为"一九天"的第一天，每九天为一"九"，第一个九天叫作"一九"，第二个九天叫"二九"，依此类推，过完"九九"81 天，冬天便结束，进入春天，而一年中最冷的时期便是"三九天"。三伏贴敷疗法是按每年三伏日和三九天的日期，通过穴位贴敷药物，温里驱寒、止咳平喘，达到治疗疾病及增强机体抗病能力的目的。

（二）适应证

三伏贴敷其实是将药物敷贴在一定穴位上以达到治病目的的方法，可以预防感冒，还可治疗过敏性气喘、过敏性鼻炎、异位性皮肤炎、经常反复性感冒等疾病。对这些疾病在采取常规疗法的同时，如果配合三九贴能明显提高疗效。

（三）穴位选择

根据病症来选择腧穴，一般选择 3~5 个穴位进行贴敷，哮喘及鼻炎多选择肺俞、定喘、大肠俞、膏肓、大椎、天突、膻中、血海、小海等腧穴，免疫力低下、反复感冒多选择肾俞、膈俞、脾俞、涌泉、足三里，过敏皮炎等选择膈俞、血海、小海、心俞、肝俞等腧穴。

（四）配方

三伏贴敷疗法是根据病症的辨证选择药物配方，以贴敷治疗支气管哮喘配方为例，将芥子、细辛、甘遂、延胡索、法半夏按 4：1：1：3：1 比例混合后用生姜汁调和成稠膏状进行穴位贴敷。

（五）疗程

三伏贴属于冬病夏治和治未病的治疗理念，一般疗程比较长，3 年为 1 个疗程，多需要治疗 1~3 个疗程。

四、针刺结合穴位贴敷治疗面瘫

（一）概述

针刺结合穴位贴敷治疗面瘫的临床疗效确切，能更好地提高面神经功能恢复程度，更加显著地改善面神经运动的传导速度与瞬目反射，且疗效高于单纯针刺方法。

（二）方法

1. 针灸腧穴的选择

口歪斜一般选择合谷、地仓、迎香、颊车、翳风、颧髎、下关等穴，同时多伴随闭眼不全者加太阳、阳白、四白、攒竹、鱼腰等腧穴。

2. 贴敷药物的方法

将马钱子湿润后切成薄片，贴敷于面瘫处，2~3 日 1 换。或将马钱子锉成粉末或黄芥子、白芥子粉末撒于胶布上，贴于地仓、颊车、下关、太阳、阳白等穴（随证选穴）。一般针刺与贴敷每 2 日穴位交替治疗。

五、贴敷神阙穴辅助治疗胰腺炎

（一）概述

胰腺炎是胰腺炎症性病变导致胰液外漏，消化周围脏器而引起腹痛、恶心、呕吐、腹膜炎、消化道出血等各种临床症状，一般采用思他宁、抗生素、抑酸抑酶药物纠正电解质酸碱平衡、胃肠减压、提供必要的营养等方法治疗，如果辅以药物热贴敷神阙穴，能产生更好的疗效。

（二）方法

将丁香、木香、苍术、白术、豆蔻、砂仁、冰片打成粉末，加水调成糊状药丸，使用前将药丸压扁至直径小于胶布护圈，后置于胶布护圈中，将药丸少许加热后对准脐部贴敷 12 小时以上。每日 1 次，每次 1 贴，直至患者症状消失或 CT 复查显示坏死（渗出）明显局限或消失。

六、贴敷结合针刺疗法治疗腰椎间盘突出症

（一）概述

药物贴敷疗法治疗腰椎间盘突出症在民间有悠久的历史，药物贴敷能有效减轻患者腰痛、脚麻、行走困难等症状，疗效确切。贴敷结合针刺疗法，在针刺基础上延长了穴位刺激时间，具有良好的临床疗效，值得推广运用。

（二）方法

1. 针灸取穴部位

针灸取穴，主要选择阿是穴、华佗夹脊、大杼、肾俞、八髎、环跳、委中、承山等腧穴。

2. 药物贴敷

将乳香、没药、栀子、黄柏、芒硝、大黄、石膏和甘草调和后贴敷于腰部疼痛部位，每次敷 2 小时以上，药物可以反复使用 2~4 日，8 日为 1 疗程，一般需要治疗 4 个疗程以上。

3. 药酒热敷

药酒贴敷的药酒配制多选具有舒经活络、活血化瘀、麻醉止痛功效的壮药或中草药，采用45度白酒浸泡10日后即可使用。方法是先将药酒浸湿纱布或毛巾，并且外敷于疼痛处，然后覆以塑料，最后覆盖热水袋进行热敷（图4-1、图4-2）。每次敷药30~60分钟，10日为1个疗程，一般需要治疗4个疗程以上。

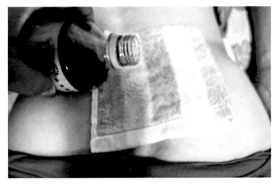
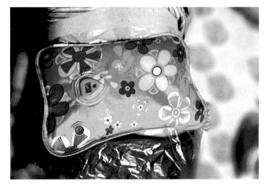

图4-1　药酒外敷方法步骤1　　　　　　　图4-2　药酒外敷方法步骤2

七、贴敷神阙穴治疗小儿消化不良及外感

目前，广西百色市的壮族人还保留对刚出世的婴儿采取涂抹桐油于神阙穴去胎毒的传统保健方法。黄芩、白芍、干姜、肉桂、砂仁、莱菔子、元胡、藿香、茯苓、五味子、丁香、五倍子等中药具有温里散寒、燥湿健脾、止痛止泻、增进食欲等功效，能迅速改善小儿厌食、积食、消化不良等症状，将这些中药做成贴剂贴敷于神阙、中脘、关元、足三里及脾胃俞等相关的穴位上进行治疗。小儿外感发热时贴敷疗效显著。用生姜60克、淡豆豉30克、食盐30克、葱白适量一同捣烂成糊状，贴脐，并覆以热水袋助其发汗，每日贴2次，治疗小儿感冒发热。贴敷疗法是利用中医经络效应，通过药物刺激穴位，通过皮肤吸收，不用打针，不用吃药、内病外治、简便易行、效果明显且副作用小，患儿及家长易于接受。

百色市民族卫生学校　黄杰之、吴润田

参考文献

［1］马志杰，吴锦才，吴晓鹏，等.中药跌打软膏外治骨折脱位疗效观察［J］.辽宁中医药大学学报，2009，11（5）：111-112.

［2］颜晓，马凤君，王彤，等.穴位贴敷治疗支气管哮喘临床应用概况［J］.中国中医药信息杂志，2016，23（2）：123-126.

［3］刘洋，张金萍，于晓江.丁香开胃贴热敷神阙穴辅助治疗胰腺炎的疗效观察［J］.中国中医急症，2016，25（2）：340-342.

第五章 壮医刺血疗法

壮医刺血疗法是通过针刺病灶放血，祛除邪毒，直接作用于龙路、火路在体表的网结，以疏通龙路、火路，恢复天、地、人三气同步运行。

壮医龙路是指血液在人体内运行的通道，当风毒、湿毒等邪毒使龙路瘀阻、瘀血内生、机体失养，便会引起疼痛等。有关刺血疗法的最早的文字记载见于《黄帝内经》，如"刺络者，刺小络之血脉也""菀陈则除之，出恶血也"，其中也明确地提出刺络放血可以治疗癫狂、头痛、暴喑、热喘、衄血等。刺血疗法是用针具或刀具刺破或划破人体特定的穴位和一定的部位放出适量的血液，以祛除风毒、湿毒等邪毒，从而达到调和天、地、人三气同步，恢复人体脏器功能目的的一种有效治疗方法，适用于病在龙路的各类疾病。刺血疗法具有解表、泻热、解毒、止痛、镇静、消肿、急救开窍、化瘀消症等作用，可运用于外邪在表、热病、疔肿、丹毒、各种疼痛、跌打损伤、中暑、昏厥、积聚等。

一、材料用具

粗毫针、三棱针、小眉刀、皮肤针、手术尖头刀、注射针、缝衣针等。

二、操作方法

1. 点刺法

针具可选用三棱针或粗毫针。针刺前先在点刺部位揉捏推按，使点刺部位充血，常规消毒后，左手拇指、食指固定点刺部位，右手持针，以拇指、食指捏住针柄，中指端紧靠针身下端，留出针尖 0.1~0.2 寸，对准点刺部位迅速刺入，快进快出，点刺后轻轻反复挤压针孔周围，使出血或液体数滴，然后以消毒棉球按压针孔即可，点刺部位的深度不宜太浅。此法适于指（趾）末梢、面部、耳部等部位，如在井穴、印堂、十宣穴及耳尖穴（图5-1）等部位刺血。

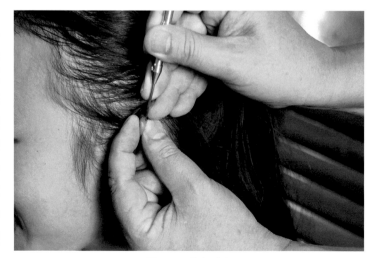

图5-1 耳尖放血

2. 散刺法

此法又称丛刺法、围刺法，是在病变部位及周围进行连续点刺（刺针具可选用三棱针）使其出血以治疗疾病的方法。在病变部位常规消毒后，根据病变部位的大小，在病变外缘环行向中心连续直刺，此法较点刺法面积大且刺针多，多适用于皮肤病和软组织损伤类疾病的治疗，如顽癣、丹毒、局部瘀血等。

3. 挑刺法

此法的针具可选用三棱针或粗圆针，操作时常规消毒挑刺部位，以左手按压施术部位两侧或捏起皮肤使皮肤固定，右手持三棱针或粗圆针，右手持针迅速刺入皮肤1~2毫米，随即将针身倾斜挑破皮肤，使之出少量血液或少量黏液；也可深入皮内，先将部分纤维组织挑出或挑断并挤压出血，然后局部盖上消毒敷料并固定。常用于治疗肩周炎、失眠、血管神经性头痛、丹毒、乳痈、痔疮等疾病。

4. 针罐法

即针刺用加拔火罐放血的一种治疗方法。工具可选用三棱针、皮肤针和火罐，多用于躯干及四肢近端能扣住火罐处。操作时，先用三棱针或皮肤针刺局部见血（或不见血），再拔火罐（图5-2）。一般留火罐5~10分钟，待病变局部吸出一定量的血液后起开火罐，常规消毒施术部位。此法适用于病灶范围较大的丹毒、神经性皮炎、扭挫伤等疾病的治疗。

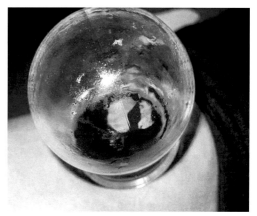

图5-2　放血拔罐

5. 皮肤针刺法

此法是在散刺基础上的进一步发展，所用针具为皮肤针（梅花针、七星针均可）。操作方法是以右手握住针柄后端，食指伸直压在针柄中段，利用手腕力量均匀而有节奏地弹刺，叩打病变部位。刺血所要求的刺激强度宜大，以用力叩击至皮肤上出血如珠为度。此法对某些神经性疼痛、皮肤病均有较好的疗效。

三、适应证

发热性疾病、外科疮疡、跌打损伤、疟疾、关节炎、腰腿痛、水肿、腹水、癫狂症、肝胆疾病、心脏病、高血压、胃病、气管炎、肺病、腮腺炎、齿疾、鼻衄、失音等疾病及各种痛症，均可用针刺放血疗法治疗。

常见疾病治疗举例：

1. 气管炎

主要临床表现是咳嗽、咳痰，急性气管炎常伴有发热，慢性气管炎常遇寒即发、迁延不愈，病程较长。

治疗取穴：主穴——太阳、丰隆、鱼际，辅穴——阳交、条口、阳陵泉。

2. 支气管哮喘

主要临床表现是气喘痰鸣、呼吸急促，属于过敏性疾病，常反复发作。

治疗取穴：主穴——太阳、鱼际，辅穴——丰隆、阳交。

3. 高血压病

主要临床表现是血压高、头晕、头痛，属于中医的肝风、眩晕、头痛等证范畴。

治疗取穴：主穴——太阳、委中、曲池，辅穴——委阳、腰阳关。

4. 胃痛

胃痛主要指慢性胃炎、溃疡病及胃痉挛等疾病引起的上腹部疼痛。

治疗取穴：主穴——曲泽，辅穴——阳交、足三里。

5. 风湿性关节炎

临床主要表现为全身关节游走性疼痛，多在天冷受凉时发病，属于中医"痹证"范畴。

治疗取穴：上肢肩关节取尺泽，肘关节取曲泽，腕关节取中渚、阳池，下肢髋关节取环跳、委阳，膝关节取足三里、阴陵泉，踝关节取足背穴位。

6. 头痛

头痛主要指神经性头痛、血管性头痛和三叉神经痛，刺血治疗效果显著。

治疗取穴：主穴——太阳；辅穴——偏头痛取患侧太阳，后头痛取委中，巅头痛取印堂，头颈痛取尺泽。

7. 多发性神经根炎

主要临床表现是四肢麻木以及四肢和躯干肌无力，是一种特殊类型的多发性神经炎，刺血治疗效果较好。

治疗取穴：主穴——腰阳关、曲泽，辅穴——阿是穴、委阳、委中。

8. 中暑

中暑是一种紧急病症，多由较长时间在高温环境下工作引起，俗称发痧，临床症状轻重不一，如不及时救治往往会造成严重的不良后果。中暑包括了中医的暑闭、暑厥、暑风等证。

治疗取穴：主穴——十宣、曲泽、委中，辅穴——随证取穴。

9. 结石绞痛

结石绞痛主要指泌尿系结石及胆石症引起的腰及腹部绞痛，刺血治疗止痛效果显著。

治疗取穴：主穴——肾俞、腰阳关，辅穴——阴陵泉、阳交。

10. 肩关节周围炎

肩关节周围炎俗称五十肩、冰冻肩，临床表现早期以疼痛为主，晚期以功能障碍为主。肩部弥散性疼痛，可向颈部和臀部放散，日轻夜重，活动后疼痛反能减轻，伴有局部广泛的压痛点，外旋、外展动作受限。

治疗取穴：主穴——尺泽、外关，辅穴——阿是穴、肩髃、曲池。

11. 坐骨神经痛

坐骨神经痛的主要临床表现是沿坐骨神经通路发生放散性的烧灼样或刀割样疼痛，夜间及步行时疼痛加重，直腿抬高试验阳性。发病原因很多，有风湿、腰椎间盘突出、肥大性脊椎炎、骶髂关节炎、椎管内肿瘤等。

治疗取穴：主穴——腰俞、委中，辅穴——委阳、阳交、环跳、丘墟。

12. 急性腰扭伤

急性腰扭伤常发生在不正确姿势下扛抬或搬运重物时，突然发生腰局部疼痛、压痛明显、活动受限等现象，俗称闪腰。

治疗取穴：主穴——腰阳关、阿是穴，辅穴——委中。

13. 跌打损伤

跌打损伤主要指软组织损伤及骨折后遗症状，临床表现有局部肿胀、疼痛及肢体功能活动障碍。

治疗取穴：伤处阿是穴，胸胁部外伤取阳交。

14. 丹毒

丹毒俗称流火。临床症状有寒战、发热、头痛、全身不适，患肢局部皮肤红赤、灼热、疼痛，附近淋巴结肿大，常反复发作，但少见化脓，多见于下肢。

治疗取穴：主穴——阿是穴、合谷、曲池，辅穴——阳交、委中。

15. 毛囊炎

毛囊炎主要指颈部多发性毛囊炎，此病反复发作不愈。

治疗取穴：主穴——大椎、委中、太阳，辅穴——阿是穴。

16. 疖肿

临床表现为局部肿痛，常出现圆形突起的小硬结，有的可见白色脓头，3~5日后溃破出脓，脓溃后逐渐愈合，中医称热毒疖。

治疗取穴：阿是穴、委中。成脓时可直接刺疖肿上出脓。

17. 痛经

痛经的主要临床表现是行经前或行经期间下腹部疼痛，严重时伴有恶心、呕吐，甚至昏厥。

治疗取穴：主穴——腰俞，辅穴——曲泽。

18. 慢性鼻炎

主要临床表现有鼻塞，出现流脓性鼻涕，不闻香臭，鼻旁窦有压痛感。

治疗取穴：太阳、印堂。

19. 耳鸣、耳聋

耳鸣、耳聋主要指神经性耳鸣、听力减退。

治疗取穴：太阳、听宫。

四、禁忌证

（1）体质虚弱、贫血严重及低血压者，慎刺。

（2）患者出现暂时性劳累、饥饱、情绪失常、气血不足等情况时，应避免刺血。

（3）对于重度下肢静脉曲张者，慎刺。一般下肢静脉曲张者，应选取边缘较小的静脉，注意控制出血量。

（4）动脉血管和较大的静脉血管，禁刺。

（5）孕妇、产妇及有习惯性流产者，禁刺。

（6）皮肤有感染、溃疡、瘢痕时，不要直接针刺局部患处，宜在病灶周围选穴针刺。

（7）危重烈性传染病患者，禁刺。

（8）晕针晕血者、重大疾病患者，禁刺。

（9）高血压者、冠心病患者、糖尿病患者，慎刺。

五、注意事项及意外情况处理

（1）刺血治疗有立竿见影的效果，但并不适用于每个人、每种疾病，治疗前应正确选择适应证，并做好宣传解释工作，解除患者的思想顾虑，让患者主动配合治疗。

（2）针具应严格消毒，防止发生感染。

（3）熟悉解剖部位，避开动脉和大静脉血管。

（4）禁止在同一个部位反复放血，容易造成局部出现小的硬结。

（5）施术中要密切观察患者的反应，以便及时处理，避免意外发生。①如果操作后局部出现小块青紫，一般不必处理，可以自行消退。如果肿胀疼痛较剧，24 小时之内可以进行冷敷，24 小时之后热敷，也可以局部轻轻揉按，促进血肿消散。②若不慎误伤动脉出血，不要紧张，可用消毒棉球在局部加压止血。③在操作过程中患者一旦出现晕针晕血的现象，应立即停针止血，立即扶患者平卧、喝热水，并注意观察其面色、脉象、血压等。

广西桂东卫生学校　莫小强

第六章 壮医灯火隔叶灸疗法

灯火灸又称灯花灸、打灯草，是壮族民间的独特疗法，是用灯心草浸茶油点燃后直接灸一定穴位或部位的外治法。灯火隔叶灸是在治疗穴位上铺上 1~3 层芳香植物叶子再施灸，是灯火灸的改进方法，其优点是治疗时避免了直接灯火灸的皮肤灼伤或明火灼于皮肤的恐惧感，使患者更容易接受灯火灸的治疗。灯火灸能使穴位直接受到温热刺激，以激发人体"三道两路"，调整人体脏腑功能，扶正祛邪。

一、原理和作用

（1）通过对穴位产生温热刺激作用，激发经络之气，疏通经脉，调和气血，调整脏腑的阴阳平衡，促进机体功能恢复正常，从而达到防治疾病的目的。

（2）具有温通经络、行气活血、祛风散寒、扶正祛邪之效。

（3）灯火灸有调节神经的作用，使体内各器官相互关系得以协调，从而使人体内部生理机能恢复正常，达到治病的目的。

（4）提高人体免疫功能，增强白细胞的抗病能力，也可治疗由病毒、细菌引起的疾病。灯心草具有清心除烦、清热利尿等作用，能降心火、通气。柚叶性味辛温，其中含挥发油和黄酮类化合物且极性很大，具有治头风痛、寒湿痹痛、食滞腹痛的功效。灯火隔柚叶灸通过热力作用使其中的挥发油和黄酮类化合物等作用于穴位经络，发挥药效，协同灯心草使用效果可倍增。

二、器械及材料

灯心草棉棒（具体做法：用棉布夹灯心草紧卷成拇指般大小、长 30 厘米左右的棉棒）、植物油、具有芳香的树叶（常用柚叶）数张。

三、治疗过程

1. 操作方法

将灯心草棉棒一头浸入植物油内蘸取后点燃 2~3 分钟，使灯心草棉棒产生高温后吹灭，利用灯心草棉棒的火花温度隔 1~3 层具有芳香的树叶（常用柚叶）按灸在患者穴位和手掌肺区上，1 分钟左右为 1 壮。每穴灸 1 壮即可，也可按病情需要灸 2~3 壮。由于温热慢慢深入穴位，患者感觉舒服，疼痛减轻，故患者乐于接受，小孩也不害怕，如一次效果不明显可反复灸几次。

2. 治疗时间及疗程

每日或隔日治疗 1 次，3~5 次为 1 个疗程，多数病种经 1 疗程即可缓解，对于一些慢性病的治疗，需多灸几次以提高和巩固疗效，一般需要 3~5 个疗程。如在哮喘发作或不发作时均可施灸，且效果良好。

3. 关键技术环节

成人和急性发作者可施快灸、重灸，只用1层柚叶。小孩、老人施灸时力度由轻到重，柚叶用3层，使温热慢慢深入穴位。

四、适应证

1. 哮喘

灯火隔叶灸疗法临床上用于治疗一般哮喘，不适于其他疾病（如慢性支气管炎、肺气肿和左心衰）引起的喘息和呼吸困难。哮喘者灸定喘、肺俞、天突等穴位和手掌肺区上。配合治疗：①壮药内服：热喘、发热者，用石仙桃15克、大功劳3克、不出林10克、鱼腥草10克、七叶一枝花10克，水煎服，每日1剂，连服5~7日。②肺俞穴针刺拔罐放血治疗。③穴位贴敷：在缓解期用白胡椒粉配姜汁制成绿豆大小的药丸，用胶布固定在肺俞、心俞、膈俞两侧共6个穴位，每5日换药1次，连贴敷2次为1个疗程。

2. 感冒

取大椎、肺俞及曲池进行灯火隔叶灸。

3. 消化不良、腹泻

取长强、天枢、关元、足三里进行灯火隔叶灸。

4. 胃脘痛

取上脘、中脘、下脘、胃俞、脾俞、足三里进行灯火隔叶灸。

5. 昏不知人

取十宣、百会进行灯火隔叶灸。

6. 发热

取大椎、陶道进行灯火隔叶灸，可配合大椎刺血加拔罐。

7. 慢性中耳炎

取百会进行灯火隔叶灸。

8. 痛症

治疗各种痹证及腹痛、腰痛时可直接灸治痛处。

五、禁忌证及注意事项

（1）灯火隔叶灸疗法不宜用于有急性传染病、出血性疾病、严重心肝肺肾疾病、中风、精神病、孕妇以及不相信灯火灸的人。

（2）对哑门、风府、面部、近心脏处、阴部等要害部位，不宜用灯火灸疗法。

（3）小孩、老人按灸时力度由轻到重，柚叶用3层，使温热慢慢深入穴位，防止烫伤皮肤。

（4）治疗手法得当一般没有意外，灯心草醮油要适量，以不滴油为度，否则容易滴落烫伤皮肤，若发生皮肤烫伤，可用芦荟汁液涂擦和蛤蟆酊剂湿敷治疗。

百色市中医院　罗试计

第七章　壮医针挑疗法

第一节　壮医针挑疗法概述

针挑疗法是指用三棱针或缝衣针在人体的一定部位挑刺，使皮肤微微出血，流出组织液，或挑出、挑断皮下白色纤维状物质以治疗各种疾病的一种简易外治疗法。本疗法安全、独特、有效、适应证广，患者乐于接受，是一种值得推广应用的物理刺激疗法。

一、原理

针挑疗法对特定的部位或穴位刺激，通过针挑龙路、火路的体表网结，从而起到天、地、人三气同步的作用，促使气血流畅，鼓舞正气，逐毒外出，调整气血归于平衡，使人体脏器功能恢复，从而达到治病的目的。

二、适应范围

壮医针挑疗法的适用范围较广，临床各科一般疾病均可治疗，特别是对痧证（羊毛痧等）、痹证、四肢关节疼痛（或僵直）、腰痛、跌打损伤、肌肤麻木、痔疮、小儿疳证等疗效尤为显著。

三、针挑点

（一）针挑点的分类

针挑点是施术针挑的部位或穴位。针挑点分两类：

1.固定针挑点

指有明确的部位（或穴位）、挑法和主治病症，如经穴点、中脘点治胃病，膻中点治胸肺病，肾俞点治腰肾病等，或分区折算针挑点，如喉1点、神经挑点、骶丛点、头皮针挑点手运动区（点）。点的位置固定，主治也不改变。

2.非固定针挑点

患者在病理变化过程中体表出现的一种异常现象，称为病理阳性反应点（物）。这些异常点往往因人因病的不同而异，没有固定的部位。如果内脏有炎症，则在一定的皮部出现红色点，内脏积瘀出现褐色点，在这些反应点上进行针挑治疗，往往取得较好的疗效。非固定针挑点还应包括皮肤异点、颗粒点、脉络点等。

（二）皮肤异点的特点

皮肤异点是指在皮肤表面上有与周围皮肤不同形状、色泽的点。皮肤异点的特征是多样的，常见的有斑点、痧疹点、毛孔点三种。

1. 斑点

其形如斑，与皮肤相平，抚之不碍手，形状如针帽、芝麻，有的融合成片、大小不一；颜色有红、黄、白、黑、褐、紫等，以红、褐、白为常见，多无光泽；压之不褪色，无压痛。

2. 痧疹点

其形如痧（沙子），突出表皮，抚之碍手，形状大小多如沙子、芝麻，颜色有红、紫、白三种。

3. 毛孔点

毛孔点是以毛孔为中心发生异常现象的反应点，按其形状、颜色又可以分为三种。①鸡皮样点：形似鸡皮疙瘩，中心凹陷，孔周隆起，白色；②羊毛疔点：其毛孔亦凹陷，周边有一红圈，多有一缺口，压之褪色，点中的毫毛竖立挺直，犹如钉子在皮孔上。把毛轻轻拔起，毛的根部常有一条黏性似羊毛状的细丝同时被拔引出来。③虫痧点：又名脚痧，形似羊毛疔，不同的是毛孔周围的红圈呈放射状延伸，弯曲如虫脚，似蜘蛛，相当于现代医学所称的蜘蛛痣，压之褪色。

在抓住皮肤异点的形状、色泽等特征的同时，要与毛囊炎及痣相区别。

（三）皮肤异点的好发部位

壮医针挑疗法常用的挑点绝大部分为龙路、火路网络在体表的反应穴（网结，又称压痛点或敏感点），或龙路、火路的皮下反应点。壮医挑点治病的一般规律：天部挑点常用于治疗天部疾病、发热性疾病等，背部挑点常用于治疗腰脊痛、背痛、风湿痛及其他疾病引起的背部疼痛，胸部挑点主要用于胸痛、感冒及一切热性疾病，腹部挑点主要用于腹部疾病、痛经等，上下肢挑点主要用于肢体麻木、风湿痛等。

常见皮肤异点的好发部位：

（1）一切热性病、流感、痧证。在胸、背、颈前后和肘窝部位均有痧疹、羊毛疔点出现。如果血分热毒炽盛的，可出现瘀黑斑块，可变青筋，五心（即心窝、两手心与两足心）有红斑，二甲（指甲、趾甲）有痧点。

（2）肺病。如肺结核，每见胸背部留下一至数点白斑。

（3）心脏有郁热瘀滞。在胸背部和肘臂内侧有红紫疹点，舌尖区有芒痧。例如痫病或癫狂病，在胸背部和肘臂内侧有红紫疹点，痫证患者会阴部常有小疙瘩。

（4）肝病。在胸背部和右侧腋前线及腋后线之间部位可发现红斑点。

（5）肾脏或膀胱病。在腰骶部、腘窝附近、腹股沟和外阴部可见红色痧疹点。

（6）胃病。可在左上腹有斑点。

（7）胸膜炎初期，热毒在皮卫者，口腔黏膜、头、面、胸、背和四肢内侧可见红疹斑点。

（8）生殖器疾患。可在骶部出现皮肤异点。如慢性前列腺炎，取腰骶部之皮肤疹点或敏感点。疹点的特征为形似丘疹，稍突于皮肤，小米粒大小，颜色多为灰白、暗红、棕褐或淡红，压之不褪色。

（9）肠虫症。在巩膜、结膜有蓝褐斑，在腮帮内有红斑点。

（10）眼疾。肩胛区、耳尖、耳垂可出现红疹点或红斑点。如睑腺炎（麦粒肿），在患者肩胛区内可找到粟粒大小、高出皮肤、淡红色、压之不褪色的小皮疹，挑法如挑痔点一样。左挑右，右挑左。一般挑后1日即可痊愈。

（11）痔疮。在腰骶部可找到皮肤异点。在患者背部第七颈椎至第五腰椎两侧，似丘疹样，稍突起，灰白色或暗红色，压之不褪色。有时点上还长有一根毛，也可同时出现几个点。找到痔点后，可用粗针挑破痔点，挑出白色纤维样丝状物数十条，但很少出血。挑治法对内痔治疗效果更好。

（12）银屑病（牛皮癣）。在背部大椎穴与肩胛骨内侧所组成的三角区内（两肩背部），重点在夹脊与膀胱经上寻找反应点。特点：为略突出于皮肤、小米粒大小、压之不褪色的小红点。治疗时挑断皮下白色纤维，患者一般不出血。

（13）小儿疳积。在四缝出现白斑点或黄色透明点。

（14）颈淋巴结核。在患者脊柱两侧、肩胛骨下角以上可找到结核点，挑法同上。左挑右，右挑左。一般挑后数日内可以消散。

（15）慢性前列腺炎。取腰骶部之皮肤疹点或敏感点。疹点形似丘疹，稍突于皮肤，小米粒大小，颜色多为灰白、暗红、棕褐或淡红，压之不褪色。

罗家安针挑疗法寻找挑点的方法较独特，其一般原则是以疾病所在部位为依据，施术者先用右手中指用力划患部皮肤，然后在隆起线的两端或中间取穴。在臀部旁边的挑点，则用手指在患处按压，同时观察腿部伸缩情况，当压至腿部出现伸缩时，所压的部位即选作挑点。对于臀上部穴位，则用手在患处按压，同时观察背部肌肉收缩情况，在背部出现肌肉收缩处或反应点（肌肉跳动处）为所选挑点。对于背部脊柱两旁挑点，一般取每穴间相隔食指（中节）两节宽，起点视具体病情而定。

（四）皮肤异点的寻找方法

（1）根据病情轻重，并结合其好发部位、特征去寻找，这样就可有目的地缩小寻找范围，迅速准确地找到该病的病理反应点。

（2）寻找时要注意以下几点：①光线要充足，最好在自然光线下进行；②充分暴露寻找部位，皮肤清洁干净，避免因皮肤污染而造成误诊；③如果在预定的范围内找不到异点，应该适当扩大寻找范围，不要固定不变。因为预定的部位是凭经验决定的，而病情千变万化，其反应点不一定在预测范围之内。

（3）在皮肤异点特征不显露的情况下，就用手在预定范围的皮肤上来回按摩几下，使局部充血，这样皮肤异点便会显现出来。

选取的皮肤异点，越接近患部挑治效果越好。但应与疤痕、痣点和毛囊炎等加以区别。

四、操作方法

（1）针挑点先用 2% 碘酒和 75% 酒精消毒。

（2）壮医针挑疗法的操作手法较多，具体操作步骤如下：左手拇指绷紧挑点皮肤，右手拇指、食指、中指合拢握紧针具距离针尖 3~4 厘米处，对准挑点迅速入针并挑起，挑破表皮后挑真皮，接着把皮下纤维挑断，再涂少许生姜汁或其他消毒液消毒即可。

五、针挑方法

针挑方法有很多种，包括挑刮法（拑痧法、捉膘蛇法）、挑点法、挑络放血法、挑羊毛法、截根法、挑挤法、挑脂（湿）法、挑提法、挑拉法、挑摆法、挑罐法、挑药法、挑灸法、挑筋法。

1.挑刮法（ 痧法、捉膘蛇法）

挑刮法有透痧解表、清热解毒的作用，民间常用此法治疗外感热病和痧证。

（1）挑刮法是先用刮法使皮肤充血透痧，再加挑痧。

（2）拑痧法则是单用拑拧法使皮肤充血透痧。

（3）捉膘蛇法是施术者用左手拇指、食指捉拿，或用右手拳尖刮患者肌肉丰满的部位（常在上臂内侧、胸大肌、背胛区），如立即隆起一条蛇形样物者，即称膘蛇。如是膘蛇证，被捉处可出现索状如蛇的突起，应瞬时改用拑痧的手势拑捉这条蛇头，把它拉起来，拉到尾再让它从手拑中滑脱。从蛇头拑捉到蛇尾（先露者为头，后露者为尾），如此捉拿几次，直至再试验时被拑处的膘蛇不再隆起为止，如此，一处处按顺序捉拿完毕。此法适用于膘蛇证，膘蛇是热毒证的一种指征。

2.挑点法

挑点法是用针尖对准身体的某一部位快速挑提的一种方法，是多种挑法中常用以破皮开口的方法。

3.挑络放血法

挑络放血法是指用针挑破络脉放出适量血液的一种挑治方法，亦称放血法、挑血络法。临床多用于中暑、高热、高血压等病症。

4.挑羊毛法

挑羊毛法是一种专门挑拔羊毛疗的方法，即将毛囊一条条带有黏性的线样物拔出，适用于皮肤出现羊毛疗的患者，有开窍消炎、清热解毒的作用。

5.截根法

截根法是用挑的方法在挑点上由浅入深先一层层快速地把皮下白色纤维样物质

挑起，再把它挑断或切断，但不需拔出纤维的一种针挑法。临床多用于治疗背痛、腰痛、痔疮、疖肿、痧证、慢性支气管炎、皮炎、淋巴结结核等。

6. 挑挤法

挑挤法是对某些挑点采取的一种先挑破皮层再加挤压的针挑法。目的是挤压出一些体液（包括血液、淋巴液）、脓液和其他病理分泌物，如治小儿消化不良的挑刺四缝穴。

7. 挑脂法

挑脂法是挑破皮层，取出皮下脂肪的一种挑治法，民间称挑湿法、挑疳积法。

8. 挑提法

挑提法是指在挑点上垂直向上提起一定的皮肤至皮肤拉得很紧时即放下，随后再提起再放下，反复进行，每挑点提 3~20 分钟。此法不挑断皮肤，常和挑拉法、挑摆法结合使用，是一种加强刺激剂量的挑法。适用于需要强刺激的疾病，如腰腿痛、急腹症、肩臂痛等。

9. 挑拉法

挑拉法与挑提法相似，挑提是垂直用力向上提，而挑拉则斜着用力向一侧拉。临床应用与挑提法相同。

10. 挑摆法

挑摆法是指以左右摇摆动作为主的针挑法。此法只挑皮摇摆而不挑断皮肤、不挑出纤维，有疏通经脉、祛瘀止痛、散结活血的作用，适用于治疗各种痛症、痹证等。

11. 挑罐法

挑罐法是指在挑法基础上加拔火罐的一种综合治疗方法。主要用于治疗血瘀脓肿、恶血不出、斑瘀蛇毒或气虚血凝、运行无力的背麻肢痹证，热毒淤积引起的面部痤疮等。

12. 挑药法

挑药法亦称挑贴法，是指在针挑的基础上于针口贴敷药物的一种治疗方法。此法既有针挑治疗效果，又有药物的治疗作用。

13. 挑灸法

挑灸法是指在针挑的基础上于针口加上艾灸的方法，此法既能疏通经脉，又能温经散寒、消瘀散结。主要用于羊毛疗症及经络堵塞的各种疼痛病症，如颈椎病、肩周炎、久咳等。

14. 挑筋法

挑筋法是指以挑和摇摆动作为主的一种综合针挑法。操作时边挑边牵拉并做摇摆动作，主要是把皮内甚至皮下筋膜的纤维挑拔出来，要挑干净，临床适用于羊毛疗症及经络堵塞的各种疼痛病症。懂得挑筋法，其他挑法便容易理解。

六、注意事项

（1）术前应做好解释工作，消除患者思想顾虑，争取患者配合。

（2）施术手法宜轻、快、巧、准。

（3）术前、术后做好消毒工作，防止感染。

（4）对于出血性疾病或有出血倾向者慎用。

（5）极度虚弱者或不愿接受针挑治疗者慎用或禁用。

（6）对高血压患者、糖尿病患者、冠心病患者慎用或禁用。

第二节　壮医挑痔疗法

壮医挑痔疗法是针挑疗法中的一种，主要用于治疗炎性外痔、肛门瘙痒、轻度脱肛等。此法所需设备简单、方法简便、易于掌握，治疗时间短，挑治一次仅需半小时，不需住院，不用服药，副作用小。治疗时患者痛苦少，易于接受。

一、原理

挑痔疗法也叫挑背法，源于挑砭法。挑痔疗法可以挑出阻塞经络的"络丝"，使经络通畅经脉开而痔疮自愈。

二、器械及材料

1. 针具
缝衣针、不锈钢圆利针、三棱针。

2. 消毒用品
2% 碘酒、75% 酒精、酒精棉球、消毒干棉球、敷料、胶布等。

三、操作步骤

1. 挑点选定
一般在腰骶部寻找挑点。挑点外形似丘疹，高出皮肤，有的不突起，如帽针头大小，圆形，略带光泽，呈灰白色、棕褐色或淡红色，压之不褪色。用手摩擦患者腰骶部皮肤挑点即明显显现。所选挑点要与色素痣、色素斑、毛囊炎相鉴别。腰骶部同时出现两个以上挑点者，应选择其中挑点最明显、位置最低者。一般每次只挑1个痔点，若患者身体较好，则可挑 2~3 个。

2. 操作方法
让患者反坐在背椅上，俯伏背架，暴露腰骶部。确定挑刺部位后用碘酒、酒精常规消毒，然后左手固定挑点皮肤，右手持针，将针横刺穴点的皮肤，纵行挑破0.2~0.3厘米的皮肤，再将针深入表皮下挑断皮下白色纤维样物，挑尽为止。术后用碘酒消毒，敷上无菌纱布并用胶布固定。也可先用0.5％盐酸普鲁卡因打一皮丘后用手术刀在皮丘上切一小口，再将挑针刺入，挑出皮下白色纤维样物并用刀将其割断，最后用碘酒消毒，敷上无菌纱布并用胶布固定。

一次不愈者，可隔1~2周再行挑治。

四、适应证

此法适用于初期内痔出血、中晚期内痔发炎脱出、炎性外痔、血栓性外痔等。

五、注意事项

（1）术中注意无菌操作，嘱患者注意保持局部清洁，3~5日不用水洗，防止感染。

（2）针尖应在原口出入，忌在创口上下乱刺。

（3）挑治后注意休息，忌吃刺激性食物。

（4）对孕妇、严重心脏病及有出血倾向的患者慎用或禁用，以免发生意外。

（5）所贴胶布在第2~3日即可取下。

第三节　壮医挑痧疗法

壮医挑痧疗法即通过挑刺人体一定部位，于皮下挤出点滴瘀血，从而治疗痧证的一种方法，属壮医针挑疗法之一。

一、器械及材料

（1）针具：缝衣针、不锈钢圆利针、三棱针。

（2）消毒物品：2％碘酒、75％酒精。

（3）其他物品：消炎膏1支、胶布少许。

二、操作步骤

1.定位

治疗痧证的挑点应根据病情而定，一般而言，对热盛火炽之痧证，可选百会、太阳、印堂、耳背络脉、舌下青筋、曲泽、十指（趾）尖、委中、咽喉两旁青筋、四门（即委中、人中、金津、玉液）。挑放部位依具体情况而定，不必全选。一般先挑放青筋，若"巧坞"（大脑）已乱，昏不知人者，加挑人中、十指（趾）尖；头晕重者加挑太阳、印堂、百会；口噤、口渴者加挑金津、玉液；火毒炽盛神昏者重挑四门。

2.操作

（1）挑切法（图 7-1）。以左手食指和拇指将治疗部位的皮肤捏起，右手持针刺至捏起部位皮肤深层，然后将针尖向皮肤外挑出细丝样组织，用刀片将细丝割断，每次挑切 5~7 条即可，挑毕在切挑部位敷上少许火柴头研粉或以碘酒消毒，纱布外敷。

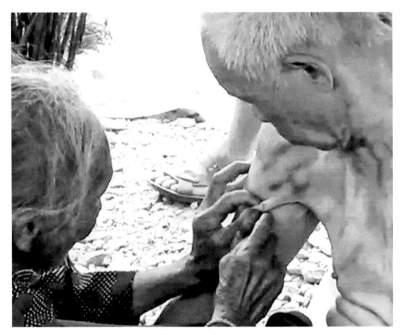

图7-1　挑切法

（2）穿线法。取小缝衣针一枚，穿上白丝线，线尾打成双线结，从黑点底下穿过，施术者两手挽着线的两头，轻轻向上提起扯拔，看见羊毛样的雪白纤维时，可用剪刀剪断。另有一法，把针从黑点下穿过后不用扯拔，将丝线拉到线头剩约半长就打上两道结，留线半寸剪断，数日后丝线自然断落。一般在前胸部和后胸部寻找挑点，凡汗毛孔有黑点处即是，每次挑 3~7 处，最多可挑十几处。

三、适应证

主要用于治疗痧证，如暗痧、宿痧、郁痧、闷痧等。亦可治中暑。

四、注意事项

（1）操作时一定要注意消毒和无菌操作。

（2）术后嘱咐患者注意局部清洁，防止感染。

（3）针头应原口进原口出，切忌在创口下乱刺乱戳。

（4）挑治后注意休息，一周内不宜进行重体力劳动，忌吃刺激性食物，多摄取维生素。

（5）对孕妇、严重心脏病患者和身体过度虚弱者，应慎重使用挑治法，以免发生意外。

（6）所贴胶布在第2日即可取下。

第四节 壮医挑疳疗法

一、概述

壮医挑疳疗法也是壮医针挑疗法之一。四缝穴是治疗特效穴，四缝穴为经外奇穴，与三焦、命门、肝和小肠均有联系，针刺此穴可调整三焦、平肝泻心、燥湿驱虫、理脾和胃。主治小儿疳积、消化不良、不明原因慢性营养不良等。

二、器械及材料

（1）针具：缝衣针、不锈钢圆利针、三棱针。

（2）消毒物品：2% 碘酒、75% 酒精。

（3）其他物品：消炎膏1支，胶布、消毒干棉球少许。

三、操作方法及步骤

常用挑点以四缝点、疳积点为主。四缝点位于第2、3、4、5手指第1、2指关节腹面横纹正中。疳积点在手第2、3、4、5指第1指节腹面正中，作用与四缝点相同，但疗效较佳。除四缝点、疳积点，还可选挑长强、大椎、足三里等。

四缝点用挑挤法，疳积点用挑湿（脂）法，以挤出少许黄色黏液为宜。轻病者只挑四缝点即可。如1次未愈，隔1周后再挑1次，多数患者挑1~2次即可治愈，重病者、体质虚弱者、病程长者，可挑加灸或加壮药调理谷道"咪隆"（脾）、"咪胴"（胃）功能。

本疗法有挑液法（针挑四缝穴）和挑脂法（针挑疳积点，见图7-2）两种操作方法。

1. 挑液法

（1）施术者用消毒三棱针对准四缝穴（两手共8穴），快速刺入0.3厘米的深度，稍提摇，以左手第1指节腹面向针尖方向按推，随即出针，针口有少许黏黄液体，挤压以液体出尽、见血为度，然后用消毒干棉球拭去即可。嘱家长帮助患儿捏紧双拳，以压迫止血。

（2）疳积重者刺出物均为稠质黏液，轻者的为黏液夹血。隔日或隔2~3日针挑

1次，一般针挑3~6次，黏液渐少，直至无黏液仅见血为止。

2.挑脂法

（1）清洁患儿手掌，先用2%碘酒涂擦，稍干后再用75%酒精消毒患儿疳积点（即手第2、3、4、5指第1、2指节腹面正中）。

（2）助手（可是患儿家属）抱住患儿，用手抓住患儿手掌并固定，使手指撑开；施术者左手

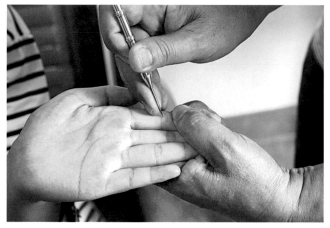

图7-2 挑脂法

挟持住患儿手指，并以左手拇指分别向自身方向经过挑点滑压几次，然后固定在挑点的旁边，用力压着不动。其目的是要排除局部血液，压迫止血，并使挑点皮肤张露，皮下脂肪易被挤出。

（3）术者右手持消毒三棱针（或大号缝衣针），对准挑点中心（四缝穴）刺入，动作迅速地挑开皮层，进入皮下，刺入深度约0.3厘米，稍提摇，然后快速出针，用拇指、食指相对挤压针口附近皮肤，皮下脂肪小体受到挤压，很快从针口突冒出来，用针尖边挑边刮，把脂肪团上的稀疏纤维挑断，尽量挤出脂肪小体，然后用针体把针口残留的脂肪刮干净。

（4）术后在针口涂上消毒液，用消毒纱布垫封压住针口，再用绷带包扎，加压3~5分钟以防出血。封压好针口前施术者和助手的押手不能放松，否则可引起出血。

四、挑治方法

选定挑治点，局部消毒，用2%普鲁卡因注射液皮内麻醉。手持三棱针或粗针挑破表皮约1厘米长，将真皮层的致密结缔组织纤维进行大幅度牵拉以达到强刺激，将纤维全部挑断，直至露出皮下脂肪组织为止。此法出血极少，病人微痛，挑后涂碘酒消毒，敷盖纱布，贴创可贴。挑治后7日，再行第2次挑治，一般挑治3次可获效。

五、适应证

（1）小儿疳积。疳积为小儿消化系统疾病，以面黄肌瘦、毛发焦枯、饮食异常、腹部膨胀或腹凹如舟、精神萎靡为特征，多见于5岁以下的婴幼儿。

（2）小儿虫积。主要是饮食不洁引起蛔虫、钩虫、蛲虫等肠道寄生虫的感染，导致儿童发育营养障碍、腹痛腹泻、消化不良、贫血等。

六、注意事项

（1）挑痧疗法的治疗对象主要为小儿，操作前应向患儿家长或亲属解释清楚，争取其理解和配合。

（2）注意消毒，防止感染。

（3）挑脂法因针口较深、押手挤压，出血较多，留有小创口必须用消毒纱布垫加压包扎。5日内不能拆封洗手，以防感染。

河池市卫生学校　韦鲜萍

参考文献

［1］周祖伟.民族民间医疗技法［M］.南宁：广西科学技术出版社，2003：8-9.

［2］梁庆临，黎文献.针挑疗法［M］.广州：广东科技出版社，2010：9.

第八章 壮医浴足疗法

浴足疗法历史悠久，春秋战国时就在民间流传，至唐宋时期已成为重要的养生术之一。民间有一歌谣："春天洗脚，升阳固脱；夏天洗脚，暑湿可祛；秋天洗脚，肺润肠濡；冬天洗脚，丹田温灼。"壮医浴足疗法是把草药加水煮后用来洗足或泡足，以达到祛病强身目的的治疗方法。浴足疗法具有通龙路、火路气机，以及清热解毒、消炎止痛、消肿祛瘀、杀虫止痒等功效。

一、原理

（1）足部既是足三阴经的起点，又是足三阳经的终点，且足部有60多个穴位与脏腑有密切联系。

（2）热水能扩张血管，促进血液循环，能使药液通过皮肤吸收，作用于人体。

二、操作方法及临床应用

1. 操作方法

将药物加水煮30分钟后过滤，待温度降至40~50℃时将双足浸泡在药液中。

2. 临床应用

（1）内伤发热。用桃叶、青蒿煮水洗身、浴足，每日1次，每次15分钟，至热退为止。

（2）高血压病、头目眩晕、耳鸣、肢体麻木。用钩藤20克，草决明、桑叶各60克，煮水后浴足，每日1次，高血压病患者血压下降后，每3日1次。

（3）失眠。磁石30克，菊花、黄芩、夜交藤各15克，煮水后浴足，每晚睡前洗1次，洗后入睡，需保持室内安静。

（4）糖尿病、皮肤病。十大功劳、九里明、王不留行各100克，透骨草、伸筋草、鸡血藤、苏木、当归、乳香、没药各20克，煮水后浴足，每日洗1次。

（5）风湿性关节炎。大风艾、香风散、血藤、黑心姜各适量，煮水后浴足，每日洗1次。

（6）踝关节扭伤。土三七、泽兰、透骨消、土牛膝、接骨丹各适量，煮水后浴足，每日3次，每次15分钟。

（7）下肢皮炎。千里光、水杨梅、六月雪各适量，煮水后浴足，每日1次。

（8）肾阳虚，四肢不温。生姜、花椒、大风艾、两面针、川芎等各适量，煮水后浴足，每日1次。

三、禁忌证

（1）骨痈（骨髓炎）、结核性关节炎患者禁用。

（2）传染性皮肤病、水火烫伤、皮肤溃疡等患者禁用。

（3）妇女经期、怀孕5个月以上的孕妇禁用。

（4）久病虚弱和年老体弱患者禁用。

（5）素有严重心血管疾病的患者禁用。

四、注意事项

（1）保持浴足环境幽雅，空气清新，坐姿舒适。

（2）根据患者病情选用适宜的浴足药液。

（3）注意药液温度，以舒适为宜，避免烫伤。

（4）浴足时间一般以15~45分钟为宜，不宜过久。

广西中医学校　李　春

晋中市卫生学校　郝志红

参考文献

［1］贾春红. 中医浴足疗法对高血压伴失眠患者的临床疗效［J］. 中国农村卫生，2014（15）：
　　15.

［2］高芳. 中药浴足治疗糖尿病足的疗效观察［J］. 光明中医，2011，26（1）：88-89.

［3］庞宗然. 中国少数民族特色医疗技法［M］. 北京：中央民族出版社，2009：137.

第九章　壮医艾灸疗法

壮族人用艾来做菜和做糍粑历史悠久，且沿用至今。壮医艾灸疗法是通过温热刺激疏通龙路、火路气机，达到逐寒祛毒、消瘀散结、回阳救逆效果的一种治病方法。艾属菊科多年生草本植物，艾叶气味芬芳、辛温味苦，干燥后容易燃烧，火力温和，渗透力很强，故艾叶为施灸佳料。

一、方法及适应证

（一）艾炷灸

将纯净的艾绒放在平板上，用拇指、食指、中指三指搓捏成圆锥形小体，称为艾炷（图9-1）。有条件的可用艾炷器制作，更便于应用。艾炷灸分为直接灸和间接灸，每烧完一个艾炷，称为1壮。

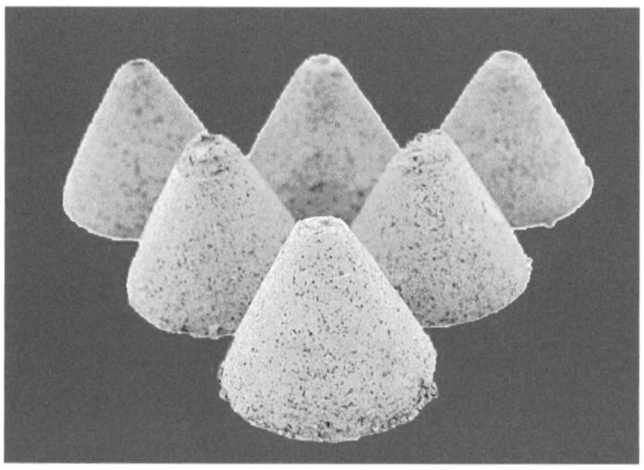

图9-1　艾炷

1.直接灸

将艾炷直接放在皮肤上施灸的方法，称直接灸。根据施灸部位有无灼伤化脓，又分为化脓灸（瘢痕灸）、非化脓灸（无瘢痕灸）和天灸（发泡疗法）三种。

（1）化脓灸（瘢痕灸）。先在皮肤上涂大蒜汁，再将艾炷置于皮肤上，用线香点燃施灸。待靠近皮肤、患者感到灼痛时，可在周围轻轻拍打以减轻疼痛。艾炷燃尽，用浸有生理盐水的消毒敷料拭去艾灰，重复之前操作再灸，一般可灸7~9壮。完成所灸壮数后，重复之前操作，将局部擦拭干净，贴以玉红膏，或根据灸口大小剪一块普通胶布，贴敷封口，可1~2日更换1次。数日后，灸处逐渐出现无菌性化脓性反应——灸疮（形成灸疮是取得疗效的关键）。化脓后，每日换1次膏药或胶布，脓水多时可每日换2次。经5~6周灸疮痊愈，局部留下永久性瘢痕。注意灸前须征得患者同意，灸疮化脓期间，局部要保持清洁，避免感染，注意休息，食物宜营养丰富，促使灸疮正常透发，提高疗效。此法可用于治疗哮喘、着痹、慢性胃肠炎等顽固性慢性病。

（2）非化脓灸（无瘢痕灸）。在施灸处涂少量凡士林，安放艾炷，用线香点燃施灸，至患者局部灼痛、艾炷剩下约2/5时，用镊子将艾炷夹去，易炷再灸。如此连续灸3~7壮，以局部皮肤出现轻度红晕为度。此法适用于虚寒轻证。

（3）天灸（发泡疗法）。天灸不用艾绒，而选用白芥子、青椒去目、斑蝥雄黄、蜂蜜。常用蒜泥加白芥子粉直接贴敷在一定穴位上固定，扁桃体炎、感冒引起的高热常选用合谷、经渠穴，时间以起泡为准，有的只需1个小时即起泡，有的需要几个小时甚至十几个小时才会起泡。一般患者感觉局部有烧灼感或痛痒感时皮肤上可产生较大的深黄色水疱。起泡后用消毒镊子将水疱挑破，局部敷以消毒敷料以保护创面（但不要用凡士林纱布处理），也可涂抹薰衣草精止痛消毒。此法多用于治疗疟疾、哮喘、关节炎以及扁桃体炎、感冒引起的高热。

2. 间接灸

间接灸又称间隔灸或隔物灸，是艾炷与皮肤之间用生姜、大蒜、盐、附子饼等物隔开灸治的方法。

（1）隔姜灸。将新鲜生姜切成0.2~0.3厘米厚的薄片，中间以针穿刺数孔，上置艾炷，点燃施灸（图9-2）。待艾炷燃尽，易炷再灸，直至皮肤红润不起泡为度。此法能温胃止呕、散寒止痛，可治外感表证及虚寒性疾病，如感冒、咳嗽、呕吐、泄泻、腹痛、风湿痹痛等。

（2）隔蒜灸。将独头大蒜切成0.2~0.3厘米厚的薄片，中间以针穿刺数孔，上置艾炷，点燃施灸。因蒜液对皮肤有刺激，灸后容易起泡，应注意防护。此法可解毒、杀虫，可治疗肺痨、未溃疮疡、腹中积块等。

（3）隔盐灸。隔盐灸又称神阙灸，只适用于脐部。患者仰卧，以食盐填平脐孔，于盐上置一薄姜片，在姜片上放大艾炷点燃（图9-3）。连续施灸，不拘壮数，以期脉复、肢温、证候改善。本法有回阳、救逆、固脱的作用，适用于治疗急性寒性腹痛、吐泻、痢疾、四肢厥冷及虚脱等。

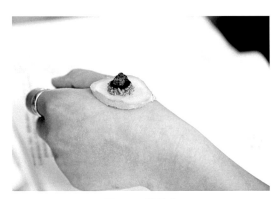

图9-2　隔姜灸

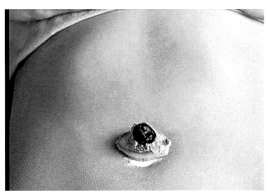

图9-3　隔盐灸

（4）隔附子饼灸。将附子切细研末，用黄酒调和，制成厚0.3~0.5厘米，直径约2厘米的薄饼，中间以针穿刺数孔，上置艾炷，点燃施灸（图9-4）。此法温补肾火，可用于治阳痿、早泄、遗精等命门火衰证以及疮疡久溃不敛等虚寒性外科阴证（图9-4）。

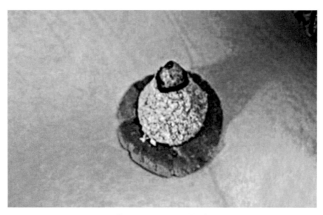

图9-4 隔附子饼灸

（二）艾条灸

艾条灸即将艾绒制作成艾条进行施灸。根据操作手法的不同，分为温和灸、回旋灸、雀啄灸和实按灸4种。

1. 温和灸

点燃艾条的一端，对准施灸部位，距皮肤2~3厘米进行熏灸（图9-5），使局部有温热舒适感，一般每处可灸10~15分钟，至局部皮肤出现红晕为度。多用于灸治慢性疾病。

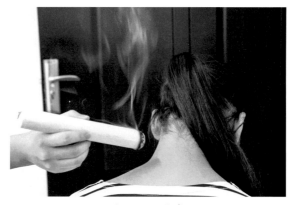

图9-5 温和灸

2. 回旋灸

将艾条点燃的一端靠近施灸部位，距离皮肤2~3厘米，均匀地前后或左右方向平行皮肤移动，也可反复旋转施灸，一般每次灸10~30分钟。多用于灸治急性病症。

3. 雀啄灸

将艾条点燃的一端在施灸部位做一上一下、忽近忽远移动，像鸟啄食一样施灸，称为雀啄灸（图9-6），一般每次灸10~15分钟。多用于灸治急性病症。

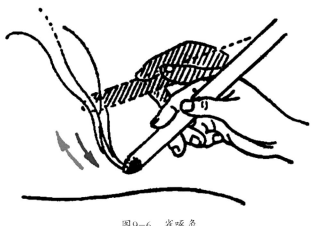

图9-6　雀啄灸

4. 实按灸

取棉布折叠6~7层或油纱纸10层包裹艾条点燃的一端，趁热按熨于患部，使热气渗透至深层发挥治疗作用，待冷后再点再熨，连续5~7次。多用于风寒湿痹、各种痛症、痿证等。

二、应用

艾灸疗法有温经通络、行气活血、祛湿逐寒、消肿散结、回阳救逆、防病保健等作用，加之灸法操作简单、安全有效、经济节约，常用于虚证和寒证。治疗慢性久病、阳气不足之证，如寒凝血滞，经络痹阻引起的风寒湿痹、痛经、腹痛；外感风寒表证及中焦虚寒吐泻等证；脾肾阳虚之久泻、久痢、遗尿、遗精、早泄、阳痿等证；阳气虚脱、中气下陷和外科疮疡久溃不敛等。

三、禁忌证

临床上凡属阴虚阳亢、邪实内闭及热毒炽盛等病症，应慎用灸法。此外，对颜面五官、阴部、关节活动部位、有大血管分布等部位不宜直接灸，孕妇的腹部和腰骶部不宜施灸。

四、注意事项

（1）做好解释工作。对初次接受灸治的患者，应做好解释工作，消除恐惧心理，取得患者的配合。若选用化脓灸，必须先征得患者的同意。

（2）体位选择。一般选坐位或卧位。

（3）施灸顺序。一般先灸上部后灸下部，先灸阳部后灸阴部；壮数是先少后多，艾炷先小后大。

（4）施灸量。一般体质强壮者艾炷宜大，壮数宜多；体质虚弱者艾炷宜小，壮数宜少。腰背部腹部肌肉丰厚处，宜大炷多壮；头面部、胸部及四肢末端皮薄多筋骨处，不宜大炷多壮。

施灸疗程方面，急性病有时只需灸治 1~2 次即可，慢性病需灸数月乃至 1 年以上。一般初灸时，每日 1 次，3 次后改为每 2~3 日灸 1 次。

（5）注意事项。注意防止艾火脱落伤至皮肤、损坏衣物。注意随时观察患者，一旦出现晕灸，应立即停止施灸，让患者去枕平卧，喝温开水或糖水，一般休息片刻即可缓解。若仍不缓解的，按急救处理。

五、灸后处理

（1）红晕、小水疱不用处理。

（2）大水疱可刺破，涂紫药水。

（3）灸疮：化脓期间不宜从事重体力劳动，注意休息，注意局部皮肤清洁，严防感染。灸疮属无菌性炎症，不必服用抗生素。若并发感染可用消炎药膏。

玉林市卫生学校　徐海珍

沈阳市中医学校　侯世文

湛江中医学校　吴筱夏

参考文献

［1］胡玲，郝峰，钟峰，等. 艾灸治疗类风湿关节炎的多中心随机对照临床研究［J］. 环球中医药，2011，4（6）：401-405.

［2］丁光宏，沈雪勇，褚君浩. 中医灸与人体穴位红外辐射光谱特性研究［J］. 中国生物医学工程学报，2002，21（4）：356.

［3］宋云娥，薛晓倩，谢洪武，等. 艾灸原发性痛经热敏高发穴关元穴改善其经期常见伴随症状的临床初步研究［J］. 时珍国医国药，2012，23（5）：1228-1230.

第十章　壮医药捶疗法

在壮族民间，人们每遇腰部疼痛及四肢关节疼痛时即用拳头叩击来减轻疼痛。药捶疗法是用一种特制的壮药木药捶，配合药物外涂，对患处及相应的经穴进行反复叩击，刺激局部进行治病的一种外治方法。对膝关节囊肿、颈肩腰腿痛、风湿关节痛、肩周炎、肌筋膜炎、骨质增生、跌打损伤瘀痛等各类痛症有独到疗效。

一、原理

药捶疗法运用药物和药捶结合、药理和物理结合，集按摩、点穴和药物导入于一体，作用直达病所，使经络通畅。"不通则痛，痛则不通。"药物刺激特定的部位或穴位，通过疏通龙路、火路的体表网结，疏通经脉痹阻，促使气血流畅，鼓舞正气，逐毒外出，从而起到天、地、人三气同步的作用，使人体脏器功能恢复，达到治病的目的。从现代医学观点看，药捶疗法是一种良性刺激，能调节神经系统的功能，改善病变部位的血液循环和新陈代谢。经药捶叩击后，患者普遍反映轻松舒服、疼痛减轻、心情舒畅，可安然入睡。配合能通调龙路、火路的壮药药酒外擦和汤药内服则疗效更显著。即内治法、外治法综合应用，共凑祛邪通路、宣畅气机之功。

二、器械及材料

所用的器械及材料有自制的木制壮药药捶、壮药药酒。

1.药捶

用直径约4厘米、长约12厘米的软质圆木（如杉木、苦楝木）做成锤头，锤头一头为圆锥钝尖形，另一头为平面形。中间钻一直径为12毫米的小孔，小孔内安牢一根长约45厘米的圆棍做锤柄，然后用适量棉花放入10~20克壮药粉，用布包扎在平锤头上。壮药粉可自制，用水泽兰、七叶莲、大风艾、五月艾、香茅、两面针叶各适量晒干打粉，配合适量冰片、樟脑粉即可。

2.壮药药酒

用两面针、乌头、七叶莲、泽兰各适量，用50度米酒浸泡成药酒。

三、相关治疗

1.捶击部位的选择及操作

根据病变部位不同选取相应的操作部位，如颈椎病选取颈背部，肩周炎选取病侧的肩背部，腰椎病变选取腰背、腰臀及下肢部等。以痛为腧，选颈肩腰腿阿是穴为主。在患处阿是穴或关节处涂上药酒，即行捶击，每处捶击 1~2 分钟，每分钟 60 次左右，强度以病者感到疼痛又能耐受即可，不可过强或过弱（图 10-1）。

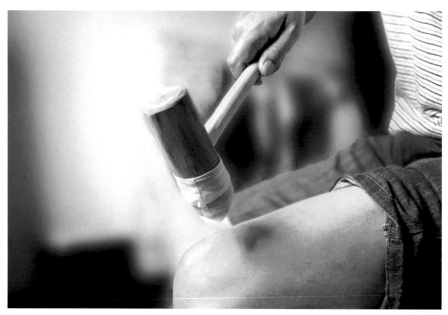

图10-1　药锤疗法

2.治疗时间及疗程

一般每日 3 次，每次 15~30 分钟，1 个月为 1 个疗程，可连续 3~6 个疗程。

3.关键技术环节

选用通调龙路、火路的七叶莲、透骨草、两面针、丢了棒、大罗伞、小罗伞、金线吊葫芦等中的 1~2 种，每种 15 克，水煎内服，每日 3 次，每次 100 毫升，配合治疗。

四、注意事项

（1）把药捶治病的原理向患者解释清楚，使患者自觉按要求进行治疗。

（2）药捶疗法需要长期坚持，疗程 3~6 个月，要有恒心，要树立长期坚持治疗的信心。

（3）药和捶结合，先擦药酒后捶或边擦边捶可以提高疗效。

（4）根据病情可配合药物或其他疗法效果更好。

（5）若药捶疗法无效则需改用其他疗法，急性病不宜用此疗法。

百色市中医院　罗试计

第十一章　壮医经筋疗法

经筋疗法采用针对病灶的"手法—针刺—拔罐—辅助治疗"四联疗法手段，构成"综合消灶—系列解结—多维解锁—整体调整"的新型诊疗体系，充分发挥单项疗效基础上多项功效"异途同归"的协同作用，比传统单一针灸疗法或按摩疗法更显特色，起到原发与续发、标与本并除的作用。特点：①对病灶固灶行治，保证施治准确；②直达病所，有去因治病的效果。

一、治疗机理

壮医基础理论认为，人体内存在两条极为重要的内封闭道路，即龙路与火路，龙路、火路构成网络，在人体体表形成密布的网结，这些网结为穴位、经筋。壮医经筋疗法是疏通龙路、火路通路的一种具体的操作方法，为了有效消除人体病症的筋性因素致因，经筋医疗创立了手式扫描经筋查灶法并应用于临床，有效揭示隐蔽于人体筋性致因筋结病灶体的体征类型及其分布规律，揭示出人体筋性组织病变形成的筋结病灶体的"四位一体"的临床表现，并确立了以病灶为治疗穴位，以消除病灶为医疗手段，构成了我国原生态疗法的治疗新模式，确立了真正的舒筋活络、从筋治愈人体难治病医疗诊疗体系。临床疗效卓著，解决了现行医疗面临的多项难题，成为我国民族医学的一门技术。

二、主要功效

筋结病灶对人体多个组织系统（如神经组织、骨骼关节、脏腑组织等）都可产生"塌方"式的阻滞影响。用治理"塌方"的方法来疏通经络、神经、血管的通路，达到止痛、舒筋活络、理筋整复、通痹、消炎（无菌性炎症）、有效解除筋性致病因和筋结病灶体的功效。

三、治疗范围

经筋疗法不仅对常见的顽固性疾患如偏头痛、慢性腰腿痛、坐骨神经痛、肩周炎、慢性风湿性关节炎、顽固性面瘫、中风偏瘫、骨质增生症等具有独到的疗效，而且对现行医学面临的多种难治病如神经衰弱、弱智、儿童脑瘫、先天性斜眼及慢性疲劳综合征等疑难病及常见病具有特殊疗效。

四、操作方法

（一）查灶诊病

采用手触诊察法，即用拇指的指尖、指腹与其他四指的指合力作为探查工具，对按查部位做各种手法检查，结合"正与异"感觉的对比方法和患者对检查的反应，识别阳性病灶，为诊断提供依据。常见经筋病灶高发区点有肌筋的起点及附着终点、肌筋的交汇点、肌筋的力学受力点及骨缝沟、线和骨粗隆等。

（二）消灶治病

经筋消灶法是运用各种手段对经筋病症的"结灶"进行"消灶解结"，从而达到灶去病除的目的。常用的消灶方法有手法消灶、针刺消灶、火罐消灶。

1. 手法消灶

手法消灶（图 11-1）是以手指、肘臂等部位为诊治工具，运用合力的方法（如功钳手、掌功手、肘臂法等手法）作用于机体的筋结病灶部位上施与查灶诊病，然后再按筋结病灶的分布规律进行消灶治病。

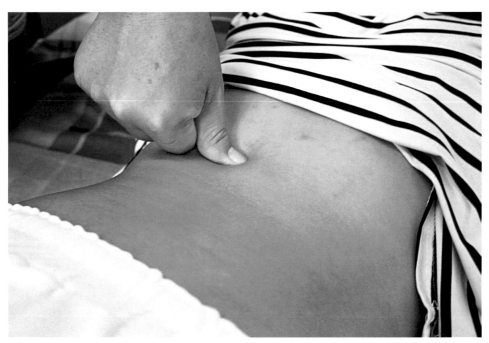

图11-1　手法消灶

2. 针刺消灶

对一些顽固的筋结病灶，用针灸针以固灶行针、一孔多针的方法加以消灶治病。

与常规针灸疗法比较，针刺消灶法着重于以下 5 点：①固灶行针，快速进针，一般不留针。②对病灶局部施行多针疗法，但行针要有次序，轻重有区别，深浅要得当，操作细致，安全施术。③针刺达灶，得气显著。④两手配合，动作协调。⑤根据施针术的需要，变动医者与患者体位，使针刺到达病灶。

常用的针刺消灶法有以下几种：

（1）腧刺法。于腧穴的位置进行施针。按照经筋病症的临床表现及治疗的需要，选择具有"结灶"明显的腧穴，施以"消灶"针术的治疗。

（2）经刺法。以经筋循行的经筋线施治为主，有单经刺疗、多经病变以及两者同时刺疗的方法。施治时，分段于经线"结灶"最显著部位行刺，做到行刺疏密度适宜、重点解决、分次施治、逐一解决。

（3）经穴区带刺疗法。按照"经穴区带"检查，发现经筋病变呈区带性阳性病症时采用的刺疗法。经穴区带刺疗法具有良好的"解锁"功效，同时对"心胸相引"的胸气街病症及腹气街病症均具有较好的疗效。经筋病灶刺治疗法是对不同部位的病灶及不同病灶性质做灵活多变的刺治方法，以"实施要素"的总要求对不同区域性病灶采用不同的刺治方法。例如，刺激颞筋区的病灶，针对头皮薄而紧的特点，重点对颞上线、前颞肌筋、后颞肌筋、小皱眉肌筋及颞肌筋膜查灶刺治，并以点刺为主；对肩部筋区的"消灶"刺治则针对本区域肌筋的分布、肌肉丰厚等特点采用掐持与握提固灶方法，将岗上肌筋、斜方肌肌筋及小菱形肌肌筋等列为"消灶"刺治的重点，常用的是移行针刺法。

（4）点刺疗法。点刺疗法即对施治区域采用针尖的点刺达到治愈病症的一种刺治方法。此疗法具有使用灵活的优点。按照不同施治部位要求及运用方法的不同，点刺疗法常用以下几种。

①皮外移行点刺法。常用于额筋区、股外侧筋区等部位的施治，用于治疗病变较广泛而浅表者。手持短针，于施治部位做皮外移行点刺疗。均不留针，轻点而过。

②单针一孔持续点刺法。常用于眶膈筋区、耳筋区等部位的施治。手持短针，双手配合固定病灶，施以单针刺入固定位置的雀啄点刺手法。

③单针移行点刺法。常用于皮肤疏松可移的施治部位，于施治部位入刺施治病灶一针之后，将针尖移至皮下，左手转动新的病灶对准针尖，右手持针，再向新的病灶刺治。此刺治法注意持针宜平稳、垂直，不宜于皮下移动针尖，以免伤及其他组织。此刺治法起到单针一孔多点刺治的作用，是消灶疗法的常用手法。

3.火罐消灶
取相应的经筋穴位进行拔罐，有助于排除机体内的湿、寒邪气，有助于消灶治疗。

4.辅助治疗
针对各种病症的筋结病灶采用对症的药物外用如艾灸等物理的方法，以增强治疗效果。

钦州市卫生学校 戴筱杰
鄂尔多斯市卫生学校 李 微
潮州卫生学校 陈钙群

第十二章　壮医灌肠疗法

一、概述

中药灌肠疗法起源较早，早在汉代，张仲景就开创了使用猪胆汁灌肠治疗便秘的先河。其《伤寒论·辨阳明病脉证并治》中记载："大猪胆汁一枚，泻汁，和醋少许，灌谷道中，如一食顷，当大便出宿食恶物，甚效。"

壮医灌肠疗法是通过辨证选配中药壮药药方，将一定量的药液通过肛管和肛门经直肠灌入结肠，达到治疗疾病目的的一种方法。中医认为大肠与肺相表里，大肠吸收药物后可通过经脉上输于肺，肺通过朝百脉、宣发通降的功能将药物输布于五脏六腑、四肢百骸，进而达到全身，从而达到治疗疾病的目的。临床医学研究认为直肠的肠壁组织是具有选择性吸收和排泄功能的半透膜，直肠富有丰富的静脉丛，药物可通过下列两条途径发挥全身疗效：一条是先经门静脉进入肝脏再进入体循环，另一条是经下腔静脉进入体循环。淋巴组织也参与了药物的吸收。直肠给药吸收后维持时间较长，作用速度与静脉用药类似。由此可见，中西医理论都揭示了灌肠疗法的科学性、实用性。直肠给药有利于药物治疗作用的发挥。灌肠疗法具有便于施药、吸收快、起效速、生物利用率高、用药安全、方法简便、易为患者接受等优点，是除口服和注射外的第三种重要给药途径。灌肠疗法的原理概括有以下几方面：

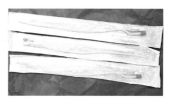

图12-1　一次性导尿管

（1）局部给药使药物直达病所。

（2）药物经直肠和下腔静脉的吸收，减少胃、肝脏的首过效应。

（3）不经过胃小肠，避免消化液对药物的影响。

（4）肺与大肠相表里，能治疗与肺系相关的某些疾病。

目前，灌肠疗法在内科、外科、妇科、儿科、肛肠科、消化科、男科等各科多种疾病治疗中得到广泛应用，是一种行之有效的无创伤、绿色安全治疗手段。近年来，中药灌肠疗法在急性胰腺炎、尿毒症、慢性肾功能不全、慢性肠炎、妇科疾病、肝性脑病等疾病的临床研究均显示出较好的疗效。

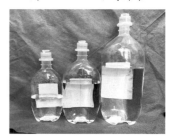

图12-2　输液瓶

二、器械器材

灌肠疗法所用到的器械器材有一次性导尿管（PVC管）（图12-1）、输液瓶（图12-2）、输液管（图12-3）和注射器。

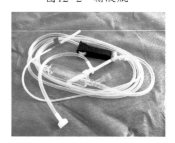

图12-3　输液管

三、操作步骤

目前常用的中药直肠给药有两种方式。

1. 直接灌肠法

用注射器将药汁直接注入直肠或结肠内，常用于各种实证，此外，儿童因活泼好动也适宜采用直接灌肠法。一般每次药量200~500毫升，每日2次。

2. 直肠保留灌肠法

选择适当的中药水煎后装入输液瓶，接上输液管，拔去头皮针，接上一次性导尿管（PVC管）。药物的温度宜控制在36~38℃，过低或过高都会刺激直肠黏膜，使迷走神经兴奋，导致排便，不利于药物的吸收。温度过高还会烫伤直肠黏膜，引起黏膜损伤。治疗时还要注意给药深度，正常成人的直肠长度为12~15厘米，小儿的直肠长度为6~15厘米，因此，选择的直肠给药深度应为6~12厘米。给药过浅则药液容易外泄，且直肠下部感受器较多、上部较少，因此深度一般以直肠下部6厘米以上为宜。给药剂量则应按年龄有所不同，1岁以内50毫升/次，1~3岁100毫升/次，4~6岁150毫升/次，每日1~2次。滴速控制在20~30滴/分钟，以患者舒适为度。

四、适应证

直肠及其周边疾病：慢性结肠直肠炎、尿道感染、前列腺炎、妇科附件炎、盆腔炎；与肺相关疾病：成人慢性支气管炎、小儿发热、小儿急性上呼吸道感染、扁桃体炎、小儿支气管炎、肺炎、小儿支气管哮喘、小儿腹泻、胃肠炎等。

（1）直肠给药治疗小儿发热。柴芩汤加减：柴胡9克，贯众、栀子、木通各6克，黄芩、人参、枳壳、甘草各4克。

（2）中药保留灌肠治疗小儿肺炎。加味麻杏石甘汤：麻黄、杏仁、鱼腥草各5克，甘草3克，石膏12克。

（3）小儿痰鸣咳嗽。二陈汤加减：陈皮、黄芩、茯苓各8克，半夏、白术、山楂各6克。

（4）热结便秘。大承气汤：大黄12克、厚朴24克、枳实12克、芒硝9克。

（5）单纯性肠梗阻。复方大承气汤：厚朴15~30克、炒莱菔子15~30克、枳壳15克、桃仁9克、赤芍15克、大黄9~15克、芒硝9~15克。

（6）菌痢。葛根、黄芩、白头翁、赤芍、山楂各8克，黄连4克。

（7）妇科附件炎、盆腔炎。蒲公英、丹参、败酱草、薏苡仁、白花蛇舌草各30克，乳香、没药、莪术各15克，透骨草20克。水煎沸30~40分钟，取药汁400~500毫升，每日灌2次，每次肛点保留灌药200~250毫升，保留约30分钟。10日为1个疗程，连续9个疗程。

（8）肾功能衰竭。生大黄、生牡蛎、玄明粉、红花各10克，蒲公英15克，湿热者加黄柏10克，阳虚者加制附片10克，文火煎成200毫升，保留灌肠30分钟至1小时，每天1次，连用10日为1个疗程，间隔2~4日，再进行下一个疗程。治疗后均能使氮质有所下降，症状消失或减轻。

（9）溃疡性结肠炎。取赤芍、丹参、益母草、川芎、牛膝、姜黄、乳香、没药、桃仁、红花、秦皮、黄连、白头翁各15克，水煎浓煎成200毫升，灌肠。每日1次，连用4周。

五、禁忌证

心衰、肠道出血、疝气、肝硬化、肠道术后半年、急腹症、早期妊娠、女性经期禁用。

六、注意事项

（1）配制灌肠液时应避免使用对肠黏膜有腐蚀作用的药物。

（2）灌肠药液要求煮沸，杀死药物中的真菌孢子，避免灌肠引起肠道真菌感染。

（3）插入肛管时手法应轻柔，以免擦伤黏膜。如有痔疮者，更应谨慎。

（4）灌肠液应根据病情保留一段时间，如某些患者不能保留，可采取头低足高仰卧位，灌肠液亦宜减少剂量。灌肠的时间一般以晚上临睡前为宜。

凌云县人民医院　赖安宁

百色市民族卫生学校　黄杰之

参考文献

［1］刘安澜. 柴青贯芩液直肠给药治疗小儿发热42例［J］. 湖北中医杂志，1992，14（93）：15.

［2］朱开敏. 中药保留灌肠治疗小儿肺炎116例观察［J］. 四川中医，2003：4.

［3］甘霖. 中医壮医临床适宜技术［M］. 北京：北京科学技术出版社，2010：206-208.

第十三章　壮医火针疗法

一、原理

壮医火针疗法是针与火的结合，用烧红的针体刺入软组织，从而祛除疾病的一种治疗方法。针体的温度可达 800℃，使软组织的蛋白质发生碳化，针孔便会形成一个小的开放窦道，以温通龙路、火路，散寒逐邪，理气活血，使局部龙路、火路堵塞得以疏通，瘀阻消散，血脉得以通畅；针孔在恢复过程中又可激发机体的修复功能，从而使局部组织得以重新修复，达到天、地、人三气同步治愈疾病的目的。

二、功效

现代壮医火针疗法具有以下十大功效。

1. 止痛

祛寒除湿，温通经络，行气活血，则疼痛自止。壮医火针常用于治疗痹证、风湿性关节炎、腰腿痛、颈肩痛、偏头痛、三叉神经痛、带状疱疹后遗神经痛、痛风性关节炎、牙痛。

2. 止痒

疏通经络、祛风止痒，治疗皮肤病、神经性皮炎、尖锐湿疣、银屑病（牛皮癣）、脂溢性皮炎。

3. 止麻

引阳达络，助阳化气，则麻木自解。

4. 止挛

改善面肌及腿部痉挛、神经麻痹的晚期痉挛现象。

5. 止泻

擅治慢性胃炎、慢性肠炎所致腹胀腹泻等疾病。

6. 止咳定喘

火针祛邪引热，宣气通肺，寒去则咳喘自消。

7. 泻火解毒

治带状疱疹、丹毒、小儿腮腺炎、乳腺炎等各种红肿热痛的热性病。

8. 去瘀除腐

对外科性疾病，如静脉曲张、血栓性静脉炎、痤疮、痈疮、痔疮、象皮腿等疾患有特殊的疗效。

9. 除节散结

瘰疬、瘿结及可见到、摸到的疮节瘀结（如血管瘤、脂肪瘤、纤维瘤、疣、痣等），以及腱鞘囊肿、子宫肌瘤、卵巢囊肿、中风后遗症，都可以施用火针治疗。

10. 壮阳补虚

火针可治子宫下垂、腰膝酸软、尿失禁、阳痿、遗精、痛经、乱经，脾胃气虚引起的胃下垂、肌肉麻痹、萎缩等各种痿证。

三、治疗方法

1. 器械及材料准备

1~2 寸毫针，酒精灯，75%、95% 酒精，消毒棉球，医用棉签，打火机等（图13-1、图13-2）。

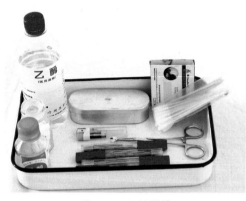

图13-1　火针材料

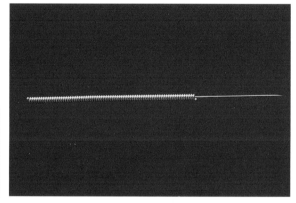

图13-2　火针针具

2. 操作方法

根据病变部位和治疗者易于操作原则选择坐位或卧位，充分暴露治疗部位。右手持火针针具，将针尖置于酒精灯上烧红直至发白，迅速将针尖垂直刺入皮肤直达病灶点，疾进疾出，不留针或留针 5~10 分钟。每次治疗选用 5~8 个病灶点，每个病灶点刺 1~3 针，隔日 1 次。

3. 技术要求

（1）选穴（图13-3）要准确。在查结时应找出明显的疼痛点或嘱患者在主动活动时指出疼痛部位。用 75% 酒精局部消毒皮肤。

（2）持针。拇指、食指持针，松紧适度。

（3）烧针（图13-4）。针尖烧红，直至发白。

（4）进针（图13-5）。针刺手法需快、准、稳，进针角度应与皮肤垂直，以刺入皮肤 0.5~2.0 厘米为宜。

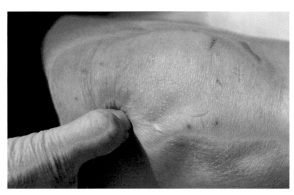

图13-3　选穴

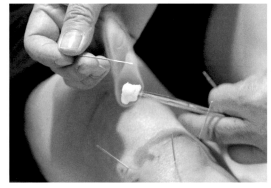

图13-4　烧针

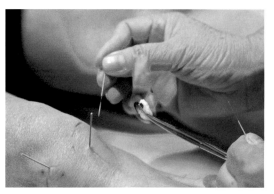

图13-5　进针

4.注意事项

施术者手指和患者治疗部位须严格消毒以防止感染，治疗部位24小时后方能碰水；晕针者治疗时取卧位，防止晕针发生；进针时注意避开动静脉；针具一次性使用，避免弯针、断针。如患者在针刺过程中出现气短、面色苍白、出冷汗等晕针现象，立即让患者低头平卧10分钟左右，亦可加服少量糖水。火针灼热，若刺入皮肤时伤及血管造成出血，应立即用消毒干棉球按压血肿部位3~5分钟，以防止血肿变大，同时加以冷敷，促进凝血。

四、禁忌证

（1）年老体弱患者慎用。

（2）严重心脏病患者、孕妇腰腹部、重度高血压病患者及糖尿病患者禁用。

（3）急性传染病患者禁用。

壮医火针疗法采用一次性毫针，创伤小、疼痛轻、经济环保、安全性强，目前未发现不良反应及副作用，技术成熟、风险小、疗效确凿、操作简单、成本低廉，适合在临床尤其是基层临床推广。

右江民族医学院　梁连锦

第十四章　壮医传统香道医药

一、香道历史文化

香道医药追根溯源，最早应该是起源于原始时期，人类在漫长的以木为伴、盛木为怀的历史中，发现并启发于"良禽择木而栖"，得到化病疗伤的益处。人类便学鸟儿择树构木为巢，产生了人世间第一代房子，此后的历史记载中，甲骨文已出现有香字。《诗经》有五篇出现了古檀香，周朝《礼记内则》记载"五日时燂汤清溶"，大意是规定国民每五日辰时用香檀热汤浴身，避疫去秽、香身健体、化病疗疾。明代《医学入门》（图14-1）提及的《炎皇本草经》记载檀香就有 173 个古文字之多，其中有"古人夏月囊香以避汗邪气"。医理中有"天食人以五气，地食人以五味，五气入鼻藏于心肺，五味入口藏于肠胃"之说，强调气和味、天和地、阴和阳入鼻化病疗疾重于入

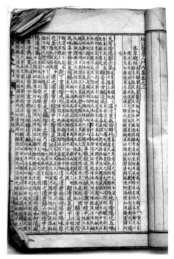

图14-1　《医学入门》

口；又有"然有生必有化"之说，大意是所有的病只要有生必有可治。

唐代《开元天宝遗事》记载，宰相杨国忠造四香阁时用沉香为阁、檀香为栏，以麝香、乳香筛土和为泥饰为壁供高官达贵享用。然而杨宰相并不知道早在秦汉以前生存在南方石山原始森林中壮族的先人骆越部落族土司，用极品古檀香营造人类第二代房子——栏杆式古建，上层住人家，底层圈牛马，用以神木之妙香驱邪避邪保人畜兴旺。这与古檀中丰富的挥发油不断地自然挥发，使人在呼吸吐纳中受益分不开。

二、壮医传统香道化病疗疾的概况

壮医传统香道化病疗疾历史悠久、源远流长，考古发现广西左右江流域50万年前就有人类活动，壮族先民就是本地古老的土著居民。由于南方气候炎热，各种疾病易发生，几十万年来壮族先民在与疾病斗争中积累了丰富的经验，在用香道化病疗疾中意外发现香道医药可以使人健康长寿。因此，以香道治病防病在民间中就流传开来，至今这些技巧还深藏于民间，有待开发弘扬和传承。

广西百色市退休干部黄福丘先生（图14-2）是一位古檀收藏专家，也是一位香道治未病研究专家。他收藏的古檀品种和数量在中国少见，最难能可贵的是，他不但几十年精于收藏（图14-3），还刻苦钻研与古檀相关的历史文化（香道医药文化、古檀神仙文化、古檀佛教文化、古檀民族文化等），从这些古老的历史文化中感受中华民族丰富多彩的辉煌文化。

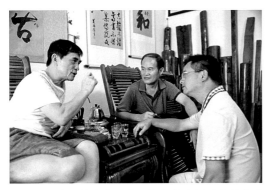
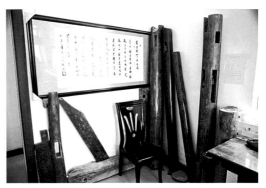

图14-2　黄福丘先生（左一）与专家探讨古檀药香　　　图14-3　古檀药香文化展室

通过收藏古檀料结合史料考研民间传统文化，黄福丘先生认为古檀药香是香道医药中的极品，原因主要体现在以下三方面：一是通过闻香吸气入鼻藏于心肺，利于人体健康；二是通过干浴纳香，开毛孔招香纳氧，促进气血畅通，利于神经血管健康；三是通过饮香茶喝香汤，入口藏于肠胃，使人健康。

三、壮医香道疗法的功效

古檀香木即思楠木，制成药香有以下几个方面的功效：

1. 行气发散作用

药香、辛香温通，行而不泄，能疏通因疾病受阻的人体"三道两路"，使天、地、人三气恢复同步，有很好的止痛作用。

2. 助阳作用

药香是纯阳之物，可温养脏腑，温通人体"三道两路"，达到壮阳益寿、温里除弊的功效。

3. 抗菌作用

药香对一般的细菌和疫毒有抑制作用，是很好的抗菌疗伤药物。

4. 解痉作用

药香挥发油的麻醉作用能减缓平滑肌收缩，对痉挛、心肌缺血和因精神紧张而引起的血压升高等有很好的缓解作用。

四、香道疗法的临床应用

1. 治疗跌打损伤、水火烫伤

使用古檀香木制成壮药药酒——伤香液，外用对刀伤、跌打损伤以及水火烫伤有奇效。

2. 防病保健作用

经常吸入药香或食用以古檀香木制成的红楠酒、八仙茶可以有效预防心血管疾病。

百色市民族卫生学校　黄杰之、马文斌

第十五章　壮医热熨疗法

壮医热熨疗法分非药物熨法和药物熨法两大类，广泛应用于临床各科的治疗，尤其对寒湿凝滞、气滞血瘀、虚寒性疾病、跌打损伤等有较好的疗效。

一、原理

借助热力或热力配合药力熨烫人体一定部位，通过热熨体表将药力和热力导入肌腠，以温通龙路、火路，调节天、地、人三气，使之同步平衡运行。

二、方法及适应证

（一）非药物热熨疗法

非药物热熨疗法是将某些非药物性材料炒热、煮热、烧热或用其他方法加热，待温度适宜后趁热熨烫患者一定部位，从而起到治疗作用。一般每日熨 2~3 次，每次 20~30 分钟。壮医常用的非药物热熨疗法有以下几种。

1. 沙熨

取细沙适量，放在锅内炒热后加适量酸醋，装袋，趁热熨患处；或沙熨后加入姜汁 30~50 毫升，炒 1 分钟，装袋，趁热熨患处。主要用于腹痛、腰腿痛、陈旧性损伤疼痛等。

2. 生盐熨

取生盐 500 克，放在铁锅内单炒或加醋炒，炒热后装在布袋内，热熨患处。此法可以治疗多种疾病，如胃痛可以熨上腹部压痛点，腰痛可以熨腰部，关节炎可以熨关节部位，肠炎及痢疾可以熨肚脐两侧及小腹，感受风寒者、经常性咳嗽者、咳痰者熨背部两侧肩胛间至大椎穴处，熨膻中可以治疗心脏病、心绞痛，小便不畅者可以熨小腹正中。此外，熨小腹及腰部还可以治疗阳痿、早泄、遗精及痛经等。

3. 米熨

将大米炒热，装袋，热熨患处。用于小腹痛、腰痛等。

4. 酒熨

取 30 度米酒 250~500 毫升，烫热，用药棉浸蘸，揉搓胸口，自下而上，可以治疗心胸胀闷痛、气滞不舒等。

5. 姜葱熨

取老姜头、老葱头各 500 克，鲜大风艾或橘子叶 30~50 克，切碎，拌米酒适量炒热，放入布袋，扎紧袋口，熨疼痛的关节，可治疗风湿性关节炎和类风湿性关节炎。熨脐周可治小儿伤食、腹泻及寒性腹痛、尿闭、小腹胀痛等。

（二）药物热熨疗法

将某些药物加热后，置于患者体表特定部位，进行热熨或往复移动，借助药力和热力治疗疾病。常用热熨的药物有以下几种。

（1）柑果叶、大罗伞、小罗伞、两面针、泽兰、香茅、曼陀罗、大风艾、五色花、土荆芥、土藿香、七叶莲、柚子叶，取适量上述草药1~5种或全部，切细、捣烂，加米酒炒热后用布包好，熨患处。主要用于腰腿痛、风湿、陈旧性伤口痛、痛经等。

（2）取苏木、香附、桃仁各适量，黄酒少许，炒热后热熨脐下疼痛处，主要用于腹痛。

（3）取干姜、桂枝、川乌、生附子、乳香、没药、姜黄、川芎、赤芍、海桐皮、银花藤各适量，捣碎炒热，装袋，取出降温至40~50℃，热熨患处。用于风湿性关节炎、类风湿性关节炎、坐骨神经痛等风寒湿痹。

（4）取野菊花、蒲公英、紫花地丁、金银花各40克，加白酒适量，炒热后装入药袋，热熨患处，每日2~3次，每次20~30分钟。主治痈肿疮疡初期的局部肿胀、红热而未成脓。

（5）取蓖麻子100克、五倍子20克，捣烂炒热，旋熨头顶（百会穴处），并从尾骶骨处向上熨，主治小儿脱肛。

（6）取红豆500克放于布袋里（图15-1），封口，用微波炉加热后热敷疼痛局部即可，适用于寒痹、骨质增生等腰腿疼痛。

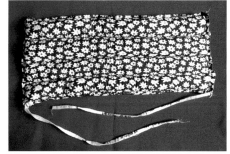

图15-1　红豆热敷袋

三、注意事项

有以下情况禁用或慎用此法。

（1）局部皮肤有溃疡禁用。

（2）妊娠妇女禁用。

（3）属于热性疾病慎用。

（4）糖尿病患者慎用。

此外，热熨过程温度过高，局部出现小水疱可不必处理，若水疱较大，应消毒皮肤后用注射器吸出液体并覆盖消毒敷料。

百色市民族卫生学校　吴润田、黄杰之

第十六章　壮医火功疗法

一、概述

火功疗法又称神火疗法，是广西桂东南一带的壮族颇为流行的传统医疗技法。它是用经过加工炮制的药藤或药枝点燃熄灭明火后，用两层牛皮纸包裹，熨灸患者身体一定部位或穴位，以达到治病目的。火功疗法能够温经通络、祛风散寒、散结止痛，促进血液循环，从而调整人体的生理机能，提高身体免疫力，防病治病。

二、材料准备

追骨风、牛耳风、过山香、大钻、五味藤、八角枫、当归藤、四方藤、吹风散等药切成 15~20 厘米长，晒干后用同生姜、大葱、两面针、黄柏、防己一起加入白酒浸泡（酒要浸过药面），7 日后取出晒干备用。

三、操作步骤

1. 定位

常用取穴：寒毒、阴证多取背部穴位；热毒、阳证多取四肢穴位；下部病变，可选环跳、阳陵泉、太冲、足三里、三阴交等穴；预防保健，可选中脘、关元、足三里；一些全身性疾病，可选大椎、风门、身柱、肾俞、中脘、关元、足三里等。另外，还可以按壮医龙路、火路循路选穴或选取反应点，视具体病情而定。壮医火功疗法一般每日施灸 1~2 次，10 日为 1 个疗程，每疗程间隔 1 周。

2. 施灸

取一盏酒精灯、15~20 厘米长的药藤或药枝，把药枝的一端放在酒精灯上燃烧，明火熄灭后，把燃着暗火的药枝包裹于两层牛皮纸内，即在患者身上的穴位施灸（灸时隔着衣服或直接灸在皮肤上均可），具体见图 16-1 和图 16-2。

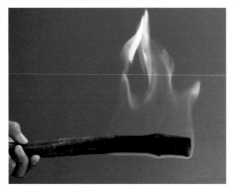

图16-1　点燃药藤

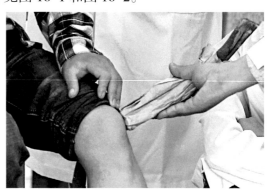

图16-2　火攻施治

四、适应证

火功疗法的临床应用主要根据辨证取穴，以及对风寒湿痹证、痘症、痛症、乳腺小叶增生部取穴，用于治疗风寒湿痹、腹痛、久泻、胃下垂、瘰疬等。因其简、便、廉、验而深受广大病患者欢迎。

1. 头痛

百会、气海、肝俞、脾俞、肾俞、神门、合谷、足三里，取4~6穴，交替施灸，每日治疗1次，每疗程10日。

2. 坐骨神经痛

肾俞、秩边、环跳、殷门、委中、承山、阳陵泉、绝骨、腰3~5夹脊，每日治疗1次，每疗程1周。

3. 痛经

关元、气海、少腹部、足三里、三阴交，每日治疗1~2次，或以疼痛缓解为度。

4. 乳腺小叶增生

乳腺肿块处，期门、肝俞、尺泽、太冲等，每日治疗1次，每疗程10日。

5. 其他疾病

如风湿痹痛、关节疼痛、麻木症、腰肌劳损、软组织挫伤等，治疗患处局部。

6. 强身健体

大椎、关元、气海、足三里等，每日或隔日治疗1次。

五、禁忌证

（1）风湿热证、阴虚内热者禁用。

（2）婴幼儿、孕妇腹部、高热者、急性炎症（局部脓肿、腹膜炎、阑尾炎等）禁用。

（3）黏膜、大血管处禁用。

（4）局部皮肤有溃烂、烫伤者禁用。

六、注意事项

（1）治疗过程中如有热灰脱落，应及时倒去，以防烫伤患者皮肤。

（2）治疗过程中务必以患者耐受的温热为宜，若患者感觉过热应立即把药藤拿开。如为半身不遂、痰证及年老体弱患者，因其皮肤对温热感觉反应迟钝，治疗时切忌过度、过久或用力按压，动作应以轻快为宜，以免烫伤患者。

（3）颜面部、眼周皮肤细嫩，宜用直径细小的药藤治疗，动作以轻、柔为宜。

（4）治疗完毕，一般的局部红润不用处理，若局部出现小水疱，应停2~3日再继续治疗，可在局部涂上万花油，不擦破皮肤，让其自行吸收，水疱较大时用消毒针头刺破，排出水液后包扎，保持局部干燥清洁即可。

百色市民族卫生学校　黄杰之

参考文献

梁少娟.壮医火攻疗法简介［J］.中国民族民间医药杂志，1994（10）：36-37.

第十七章　壮医刮疗法

壮医刮疗法是使用器具（瓷碗、骨弓等）或药物在患者身上进行刮治的一种治疗方法，此法以泻法为主，通过刮疗可以清热解表、宣通透泄、舒筋活络，具有调整谷道肠胃功能、疏通火路气血运行等功效。

一、操作方法及步骤

1. 药刮法

以药物作为刮具，在患者身上直接刮擦以治疗疾病的一种方法。常用的药刮法有以下三种。

（1）煨生姜法或煨卜芥法。用煨生姜或煨卜芥切成几片，以切面趁温热刮治，此法是百色市平果县一带壮族老百姓最常用的治疗小孩感冒发热的退热技法。刮疗部位：①前臂手腕横纹至肘窝（图17-1）。手厥阴心包经（掌侧中线，手腕横纹至肘横纹）；手太阴肺经（掌侧前沿线，手腕横纹至肘横纹）；手三阳经（掌背腕横纹至肩关节）。②背部从颈部到腰部。督脉（背正中线，重点大椎穴）；足太阳膀胱经（第

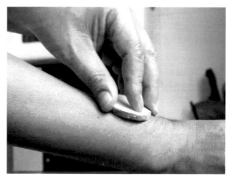

图17-1　生姜刮疗

一侧线为背正中线旁开 1.5 寸，重点刮肺俞、心俞、膈俞；第二侧线为背正中线旁开 3 寸，重点刮魄户、膏肓、神堂）；③颈部到肩峰。足少阳胆经（颈背部中线旁开 1.3 寸到肩峰，重点刮风池、肩井）；④下肢重点刮腘窝一带。

（2）鸡蛋、黄葱加银器刮法。鸡蛋煮熟后取蛋黄，加葱数根捣烂，与银器一起用薄布包好刮全身。此法在百色壮族民间广为使用，主治小儿高热。

（3）壮药药袋刮疗法。将鲜柚子叶 100 克、紫苏 100 克、鲜茅 50 克、黄皮果叶 100 克切碎捣烂，大米 50 克泡水 1 分钟取出，和药物用布包裹擦全身。

2. 骨弓刮法

骨弓刮法是壮医刮法之一，是用马、鹿、麋等兽类的肋骨做成骨刮弓，取茶油或醋涂在刮具上，由头颈部向下刮，先躯干后四肢，由近端向远端顺向刮（禁止逆向或横向刮），动作要轻而有力，使患者有酸、胀、麻、轻度疼痛之感觉为度，程度以皮肤出现轻微的红晕为宜。此法多用于治疗外感时病、内伤杂病等。

3.檀香木刮疗

取古檀香木制成刮疗板（图 17-2），在人体表面刮拭，有宁心安神、行气活血、疏通经络的功效，对痛症、失眠及心血管疾病有较好的治疗效果和调理作用。

二、适应证

常用于治疗痧证、中暑、外感及谷道肠胃疾病。

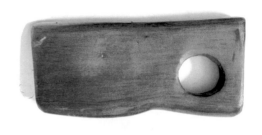

图17-2 古檀香木刮疗板

三、禁忌证

（1）体虚患者慎用，若需要用此法治疗，刮拭力度宜轻宜缓。

（2）局部皮肤有溃烂及疤痕要避开。

（3）严重糖尿病患者禁用。

百色市民族卫生学校 黄杰之

第十八章 壮医佩药疗法

一、概述

佩药疗法是选用一些药物佩挂于人体一定部位，利用药物的特殊气味作用于人体，以达到防病治病目的的一种方法。此法有解毒消炎、消肿止痛、防病治病的作用，主要用于治疗乳腺炎、腹股沟淋巴结结核、急性眼结膜炎（俗称火眼、红眼）、小儿疳积、小儿口疮、慢性病及防病保健等。

壮医佩药疗法与古代壮族"卉服"有着密切联系。"凡百草一名卉"，"卉服"是指用蕉树、葛藤、竹子等植物纤维做面料，经过一定的处理自织而成，同时用蓝靛做染料，将衣服染成深蓝色。在日常生活中，壮族人民慢慢发现，穿衣服不但可以防寒保暖，还可治愈一些疾病，尤其是一些热毒性的皮肤病。究其原因，壮族人民聚集之地属于湿热的亚热带季风气候区，机体发病多受湿热之毒所致，而蕉树、葛藤、竹子及蓝靛均具有清热解毒功效，衣服也就发挥了一定的治病功效。人体的主要发病机制是毒邪入侵机体，体内湿热瘀结，阻滞气道、谷道及水道三道，龙路和火路两路，导致人体气血失衡，人体天、地、人三气不能同步运行。因此，祛毒、畅通"三道两路"，平衡气血，恢复天、地、人三气同步是壮医佩药疗法的理论指导。

二、临床应用

临床上常用的佩挂的药物有百花丹、勾芒、红蕉、桐花、琼枝、婆罗、古贝、苍术、石菖蒲、山漆、白芷、细辛、藿香、樟脑、佩兰、丁香、甘松、薄荷脑、白蔻仁、川芎、山漆、艾叶、雄黄、苍术、冰片、马鞭草等。常根据不同疾病，从上述药物中选择适宜的 5~6 味药，将药物用丝线串系或将其打粉制作成药包（图18-1），佩挂于颈项、手腕、胸腹或者需要治疗的部位。

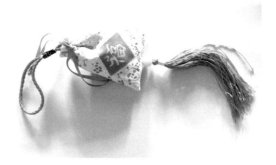

图18-1 香囊药包

1. 小儿消化不良

砂仁、丁香、佛手、苍术、白术、茯苓各 10 克，将药物炒黄后粉碎，贴敷或佩挂于神阙（肚脐）上，每 2 日换药 1 次。

2. 治疗或预防流感

藿香、艾叶、山奈、苍术、香樟、薄荷、白芷、肉桂、龙脑各适量打粉，制成香囊，放在衣服口袋里，挂在腰带上或放在车内、箱包里等。每日置于鼻前闻香 3 次，每次 1~3 分钟，晚上睡觉时放置枕边可预防感冒。

3. 乳腺炎

百花丹 20 克、龙脑 5 克，打粉制成香囊，佩挂在胸前或放在衣服口袋里，药味变淡可换新药。

4. 寒湿证

佩挂红蓼、桐花、皂荚、干姜、肉桂、砂仁，有散寒、祛湿、镇痛之效。

5. 急性结膜炎

以鲜白花丹叶捣烂，装入小布袋，佩在鬓际。

百色市民族卫生学校　黄杰之

参考文献

[1] 陈攀. 壮医佩药疗法概述 [J]. 北方药学，2013，10（6）：105-106.

[2] 庞宗然. 中国少数民族特色医疗技法 [M]. 北京：中央民族大学出版社，2009：133-134.

[3] 崔箭，唐丽. 中国少数民族传统医学概论 [M]. 北京：中央民族大学出版社，2007：190.

第十九章　壮医熏蒸疗法

壮医熏蒸疗法是利用壮族中草药加水煮沸后所产生的蒸气或通过燃烧药物的烟火熏蒸患处以治疗疾病的一种方法。

一、原理

借助熏蒸的刺激作用和药力渗透，以温通龙路、火路，散寒逐邪，疏通腠理，调和气血，从而达到祛除病邪、防治疾病、强身健体、延年益寿的功效。

1. 渗透吸收作用

皮肤除了有抵御外邪侵袭的作用，还具有分泌、吸收、渗透等多种功能，而皮肤的吸收、渗透与温度和湿度有关，药蒸气中的温度和湿度能增强皮肤渗透的效果。壮医熏蒸疗法就是利用皮肤这一生理特性，使药物通过皮肤表层吸收、角质层渗透和真皮层转运进入血液循环而发挥药理效应，从而达到促进汗腺的分泌、加速皮肤的新陈代谢、消除局部病灶的目的。

2. 调节神经的作用

用于熏蒸的中草药中许多药物具有芳香化浊、辛香走串的作用，药物中的有效成分通过蒸气或烟气作用于体表皮肤、穴位后，通过神经－体液系统调节高级神经中枢、内分泌系统、免疫系统，调整人体脏腑气血和增强免疫功能，具有松弛骨骼肌、镇痛、改善关节功能、提高基础代谢率等效果。

二、操作方法

1. 熏法

以熏法治疗风湿毒引起的足跟痛为例，先将相关药物五指风、青蒿、硫黄、五月艾、干黄牛粪晒干混合捣成粗粉，然后置于空桶或地穴中点燃，待产生较大的浓烟及热气之后，将患处置于烟气之上进行热熏，早晚各 1 次，每次熏 10~15 分钟。

2. 蒸法

以蒸法治疗风寒感冒为例，取荆芥、防风、生姜、桂枝、葱白、柳树枝各 50 克共煎药汤，趁热熏蒸头面部或全身，每日 1 次，每次 15~20 分钟。

三、适应证

风湿痹证、中风偏瘫、阳痿、子宫脱垂、脱肛、闭经、月经不调、水肿、消化不良、咳嗽、哮喘、风寒感冒、乳痈、胃脘部胀痛、皮肤病等。

四、注意事项

1.熏法注意事项

（1）皮肤和烟源保持适当距离，以既不灼伤皮肤又能耐受为宜。

（2）熏治皮肤病时，施术部位常见一层烟油，勿擦去，保留一定时间效果更好。

（3）熏治皮肤病时初效明显而后疗效较慢，切勿中止治疗。

（4）热毒症患者、严重高血压患者、孕妇、体质较差者、急性皮肤病者以及对药烟过敏者，禁用本法。

2.蒸法注意事项

（1）治疗过程中，应注意补充水分，以防出汗过多产生虚脱。

（2）局部蒸疗时要严防烫伤皮肤。

（3）用简易蒸法治疗时，应注意避风，防止受凉。治疗后及时擦干皮肤，盖被保暖。

（4）用蒸气浴室治疗时应有专人陪同，并留意患者情况。

（5）恶性肿瘤、急性炎症、慢性肺心病、重症高血压患者以及严重贫血、大失血和孕妇等人群禁用此法。妇女月经期和过饱、过饥、过度疲劳时慎用此法。

广西科技大学附属卫生学校　周永有

第二十章 壮医熏洗疗法

熏洗疗法是选用适宜的草药煎水，趁热先用药液的蒸气熏蒸皮肤患处，待药液温度适宜后，再行沐浴，以温通龙路、火路，散寒逐邪、理气活血的一种治疗方法。

一、原理

通过熏洗使药物直接作用于病变局部，利用药物的活血化瘀、通络止痛、清热解毒、利湿消肿、改善肢体微循环等多种功能，从而达到治疗疾病的目的。

二、常用药物

可根据患者病情的不同选用不同的药物，以下是临床常见病症的药物选择。

1. 腰腿痛、风湿性关节痛、陈旧性外伤

可选用透骨散、海桐皮、香樟草、两面针、红花、柚子叶、大罗伞、小罗伞、宽筋藤等药物。

2. 脚气

可选用地肤子、蛇床子、白鲜皮、苦参、防风、黄柏、红花等。

3. 感冒

可选用防风、生姜、桂枝、荆芥、贯众叶、菊花、草河车等。

4. 急性湿疹

可选用苦参、苍术、防风、荆芥、薄荷、生石膏、牛子、生地、蝉蜕、生甘草等。

5. 跌打扭伤

可选用丹参、川芎、红花、透骨草、天南星、川牛膝、苏木、威灵仙、米酒等。

三、操作方法

此法操作简单，先用武火将药物煎开，再用文火煮15~20分钟使有效成分充分溢出，然后趁水温较高有蒸气时熏蒸患处或全身，待水温下降至能耐受后再行沐浴。每日1~2次，病好为止。

四、适应证

主要适用于跌打损伤、腰腿痛、风湿性关节炎、皮肤病等。

五、禁忌证

（1）急性传染病、严重心脏病、重症高血压、严重肾病、有出血倾向者禁用熏洗疗法。

（2）妇女妊娠期和月经期不宜进行熏洗疗法，尤其是坐浴法。

（3）饱食、饥饿、大汗以及过度疲劳时，不宜进行熏洗疗法。

广西科技大学附属卫生学校　周永有

第二十一章　壮医点穴疗法

壮医点穴疗法是医者用手指在患者体表的穴位和刺激线上施行点、压、掐、拍和扣等手法以治疗疾病的一种方法，具有平衡阴阳，调节天、地、人三气，疏通"三道两路"，祛邪解毒，补虚散结等功效，施法时可配合药酒，边擦边点穴或与木针、竹针点压相结合。

一、适应证

临床主要用于治疗陈旧性损伤、各种痹证、风湿性关节炎、肩周炎、落枕、麻邦（中风后遗症）、消化系统疾病、神经衰弱及各种原因引起的疼痛。

二、点压的穴位及强度

穴位的选择依病情而定，一般选择阿是穴、反应点和壮医针刺穴位，点压时以穴位出现酸、麻、胀、重感为宜。常见适应证点压的壮医针刺穴位如下。

1. 脚扭伤（扭相）选穴

手心三环穴 9 穴、天宫穴、足背一环 7 穴、腿弯穴等。

2. 腰痛（核尹）选穴

手背二环 2 穴、地内三桩、足背一环 7 穴、腿弯穴等。

3. 肩周炎（旁巴尹）选穴

手背一环 10 穴、手背二环 2 穴、手背二环 4 穴、地内三桩、足背一环 7 穴等。

4. 落枕（笃绥）选穴

手背二环 2 穴、手背一环 9 穴、地桩、后下桩等。

5. 麻邦（中风后遗症）选穴

天宫穴、地井穴、手背二环 2 穴、足背一环 7 穴、右侧内三杆、左侧前上装、膝二环 7 穴等。

6. 胃痛（胴尹）选穴

手背二环 4 穴、腹二环 12 穴、腹三环 3 穴、腹二环 6 穴、右侧内三杆。

7. 不寐（年闹诺）选穴

天一环 3 穴、天一环 6 穴、天一环 9 穴、天宫穴、面环 12 穴、眉心穴等。

三、操作方法

1. 点法

多用拇指指腹或拇指关节点按，医者四指握拳状，以拇指指腹或拇指关节、食指关节快速点于选定的经络和穴位上，利用手腕和前臂的弹力迅速抬起，如此反复叩点，一般每秒 2~3 次。

点法（图 21-1）有轻、中、重之分。轻叩只运用腕部的弹力，属弱刺激，作用偏补，多用于小儿、妇女和年老体弱患者。中叩需运用肘部的弹力，属于中刺激，平补平泻。重叩运用肩部的弹力，属强刺激，作用偏于泻，主要运用于青壮年、体质强壮及临床表现为实证的患者。

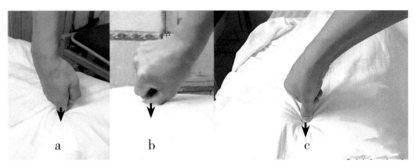

图21-1　点法

2. 按法

按法（图 21-2）是将拇指伸直，其余四指伸张或扶持于所按部位的旁侧。医者拇指指端按在穴位上，用力向下按压，指端不要在按的穴位皮肤上滑动或移位，否则易擦伤皮肤，属强刺激。

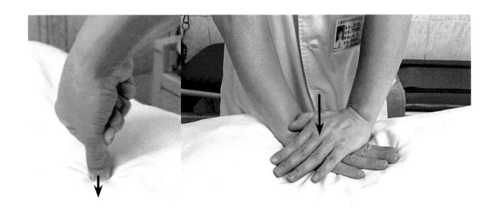

图21-2　按法

3. 拍法

拍法（图21-3）是将食指、中指、无名指、小指关节微屈，拇指和食指第二关节靠拢，虚掌拍打，以指腹、大小鱼际触及被拍打部位的皮肤。操作时，以肘关节为中心，腕关节固定或微动，肩关节配合，手掌上下起落拍打。切忌腕关节活动范围过大，以免手掌接触皮肤时用力不均。

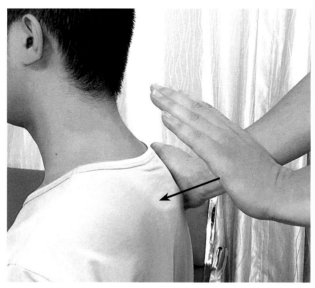

图21-3　拍法

4. 掐法

掐法（图21-4）是用拇指或食指的指甲在穴位上进行爪切，只适用于手指甲、脚指甲和指关节部、趾关节部。操作时，一手握紧患者应掐部位的腕关节、踝关节，以防止肢体移动，另一手捏起指端，对准穴位进行爪切。

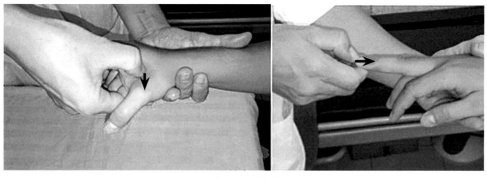

图21-4　掐法

5. 叩法

五指微屈并齐，指尖靠拢。操作时以手腕带动肩、肘部，叩击选定的经络、穴位。叩法分为指尖叩法（图 21-5）和指腹叩法（图 21-6）两种。指尖叩法与穴位的接触面是指尖，多为重手法；指腹叩法与穴位的接触面是指腹，多为轻手法。

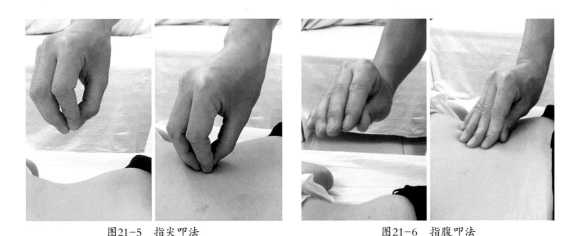

图21-5　指尖叩法　　　　　　　　　　　图21-6　指腹叩法

6. 捶法

捶法（图 21-7）是五指微握拳，将大拇指指端置于食指内下方，以小鱼际外侧面接触穴位。操作时应沉肩、垂肘、悬腕，以腕关节为活动中心，根据轻重刺激的不同要求进行捶打，使患者既感到一定的力度，又感觉柔和轻快。

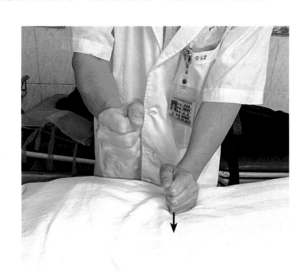

图21-7　捶法

7. 旋转法

患者侧卧，健腿伸直在下，患腿屈曲在上，医者站于患者腹侧（图 21-8），一手按住肩部，前臂靠患肩，向后推，另一手按住髂部，肘部按患髋，向前拉。在患者全身放松的情况下，轻轻地摇动腰部，待推拉到最大幅度时，突然用巧劲迅速用力推拉一下，听到腰骶部"咔嗒"响声即可，如未闻声响，则双手改变位置，以同样的手法向相反方向再重复一次。

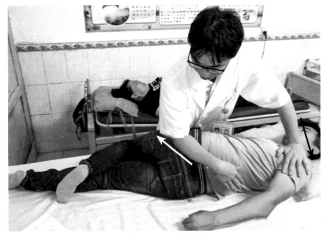

图21-8　旋转法

四、注意事项

（1）点穴治疗后患者往往在施术部位有酸、胀、麻、热、抽动感，此为正常现象。

（2）临床上有个别患者经点穴治疗后症状暂时加重，一般3~4日后即可消失，病情随之好转，应告知患者，不必顾虑。

（3）治疗时，如因患者体质较弱或医者手法过重而使患者出现头晕、恶心、面色苍白，甚至晕厥等症状，应及时处理，一般按压人中穴，掐手背掌指关节、足背跖趾关节后即能迅速恢复。

（4）在运用手法时，应按照"轻—重—轻"的原则，手法不宜过重，以防止造成夺扭（骨折）。

五、禁忌证

孕妇、妇女经期禁用。对感染性疾病、肿瘤以及肌肤破损、烫伤、正在出血的部位，不宜采用此疗法。

来宾市卫生学校　覃祥耀
田东县李海洋民族医诊所　李弦忆

参考文献

［1］钟鸣. 中国壮医病症诊疗规范［M］. 南宁：广西科学技术出版社，2009：78-79.

［2］林辰. 中国壮医针刺学［M］. 南宁：广西科学技术出版社，2014：185-288.

第二十二章 壮医正骨疗法

一、概述

非手术非药物疗法始终是临床患者所期求、学界同仁所热衷的治疗方法。传统的正骨手法治疗技术越来越受到人们的关注与重视。由于影像学与生物力学等学科的快速发展，提高了手法治疗技术的研究水平并加快了其发展速度。在颈肩腰腿痛等疾患中，手法治疗更显现其方便、快捷、高效、安全的独特魅力。

壮医正骨手法是作者在继承祖国医学传统正骨按摩手法精华的基础上，认真学习研究当代国内外诸多学者治疗手法的有益经验，并根据自己多年治疗颈肩腰腿痛及多种脊柱相关内脏疾病所用手法的实践经验，从中西医结合的角度出发，以解剖学和生物力学理论为指导，进行了认真的筛选、总结，并不断探索，逐步形成了一套行之有效的颈胸腰系列复位矫正手法，该手法经2万多例临床验证，疗效确切。近年来，随着国际间医药广泛深入的交流与合作，手法技术因其外治法的直观、容易掌握、疗效显著而越来越受到各国同道的喜欢。壮医正骨手法技术在马来西亚、新加坡、印度尼西亚、韩国、泰国等国家和中国香港、澳门、台湾开展了学术交流和双方签署培训及医疗合作协议，可谓流传广泛，彰显其独具的特色与魅力。

手法治疗研究是复杂的系统工程。现代医学诊疗技术的高速发展也为这一传统技术提供了借鉴并带来挑战。国内外众多学者为此进行了大量的研究工作，流派纷呈。但壮医正骨手法以其特点显示出强劲的优势：①符合解剖学及生物力学要求，手法精练准确、高效轻巧、立竿见影、无副作用。②能矫正关节错位、能消除肌肉痉挛，恢复和重建脊柱力学平衡，解除神经血管压迫，改善代谢，消除症状。③具有准、巧、验、便且安全有效的特点。

二、禁忌证

以下人群慎用：

（1）结核病患者。

（2）骨瘤患者。

（3）老年人及骨质疏松患者。

（4）有严重的骨质增生患者。

（5）精神疾病患者。

（6）精神紧张不能放松者。

以下疾患者禁用：

（1）有受伤骨裂及骨折患者。

（2）有传染病的患者。

三、颈椎复位法

（一）颈椎坐式复位法

1.头部固定定点复位法

头部固定定点复位法（图22-1、图22-2，以棘突右偏为例），患者坐位，助手站于患者前面，医者位于患者身后，患者低头45度，左手拇指抵住患椎棘突，助手用双手放在患者头部，医者右手掌托住患者下颌部，令患者慢慢抬头，当医者左手拇指感到受力点时，嘱助手固定患者头部不能后仰，也不能前屈，令患者右转，当达到最大限度时，再以轻巧之力向右上方旋转提拉，左手拇指将右偏的棘突向对侧推压，此时即可听到复位声响，术毕。

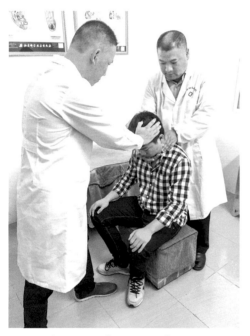

图22-1 头部固定定点复位法1

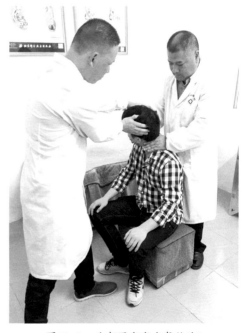

图22-2 头部固定定点复位法2

2.肘抱下颌旋转复位法

肘抱下颌旋转复位法（图22-3，以棘突右偏为例），患者坐位，医者位于患者身后，胸部抵住患者背部，勿使其身体左右倾斜。医者用左手指抵住右偏之患椎棘突，然后嘱患者低头35度。医者右手肘部自患者前方托住其下颌，手掌伸向患者左耳后部抱住其枕后部，当左手拇指感到受力支点时徐徐将患者下颌转向右侧，当达到最大限度时，再以轻巧之力向右上方旋转提拉，左手拇指将右侧之棘突向对侧推压，此时即可听到复位声响，术毕。

3. 成角复位法

成角复位法即胸部固定拇指定位旋转复位法（图22-4，以棘突右偏为例），患者坐位，医者位于患者身后，胸部抵住并固定患者背部，勿使其左右倾斜移动，左手拇指放在右偏之棘突部位，其余四指向上扶住患者枕后头部，右手掌托位患者下颌部，嘱患者低头。当左手拇指感到受力支点时，再将头向右侧旋转，待头部转动至最大限度时，医者两手协调用力，右手向右上方以轻巧之力旋转提拉，左手拇指同时稍用力将右偏之棘突向对侧推压，此时即可听到复位声响，术毕。根据患椎所处

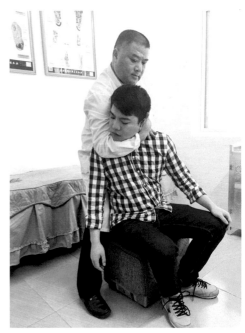

图22-3　肘抱下颌旋转复位法

位置高低由低头及屈之度数来决定成角落点部位，医者可灵活调整选择。

4. 侧扳法

侧扳法（图22-5，以棘突右偏为例），患者坐位，医者站于患者右侧，医者左手

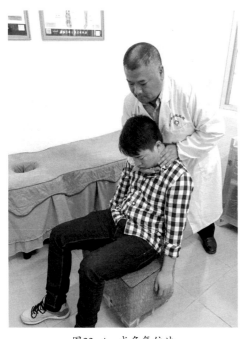

图22-4　成角复位法

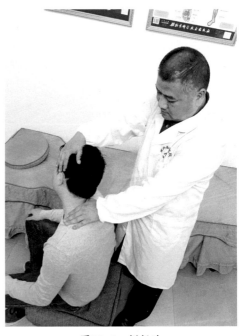

图22-5　侧扳法

拇指放在右偏之棘突部位，其余四指扶住枕后头部，右手掌扶住左侧头部，嘱患者放松颈部，往右侧侧颈弯屈，当弯到最大限度时，医者两手协调用轻巧之力，听到响声，术毕。

（二）颈椎卧式复位法

1. 手法牵引

患者脸向上仰卧于床上，医者坐于患者床头，右手掌托住患者头枕部，左手掌托住患者下颌部，双手同时用力平直牵引，持续数分钟（利用患者体重做反牵引）（图22-6），嘱患者右转（图22-7），再持续牵引，然后左转牵引（图22-8），手力持续牵引一方面可使颈肌产生疲劳，从而消除病理痉挛，使其失去抵抗；另一方面可使颈部两侧肌肉均保

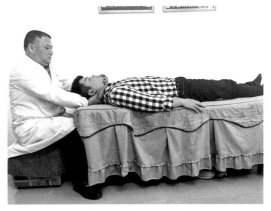

图22-6　手法牵引1

持在均衡的被动拉伸状态，整个颈椎各椎体就如被"肌性小夹板"保护固定，小关节处于闭锁稳定状态，不会因复位手法而任意移位，为下一步颈椎成角复位做准备。

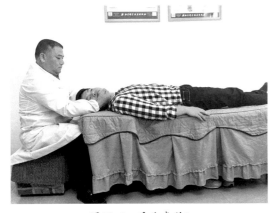

图22-7　手法牵引2

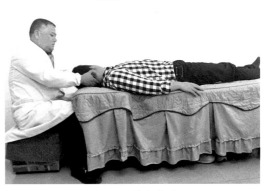

图22-8　手法牵引3

2. 成角定点复位手法

成角调节。成角：上段（C2~C3，即第2至第3颈椎），略低头（10~15度）；中段（C3~C5，即第3至第5颈椎），轻度屈颈（15~35度）；下段（C5~C7，即第5至第7颈椎），中度屈颈（35~50度）。

嘱患者轻轻自动侧向转头到最大限度，术者一手手掌托住患者枕部，拇指轻轻定位于患椎横突部，另一手扶持其下颌，双手协调调整屈颈度数，使成角落于患椎（指下会感到受力支点）（图22-9），再将下颌继续向一侧轻巧用力，旋转提拉即可听到"咔嚓"

声响（拇指下可同时有关节滑动到位的感觉）（图 22-10），术毕。其余患椎可按同法逐一复位矫正。根据患椎所处位置高低，由低头及屈颈度数来决定成角落点部位。此法符合生物力学要求，能达到事半功倍的效果。此法自始至终均使颈椎处于牵引状态下，有利于减轻神经根之压迫，操作中不会加重症状，比较安全。卧位成角定点复位法可根据需要自上而下对任何一个或一组患椎进行准确定位，复位成功率高，安全无痛。一般情况下，患侧在下，先行复位，然后健侧，同法调整，以求两侧平衡。

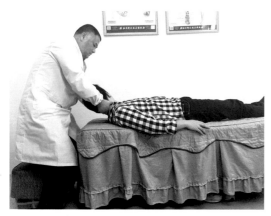 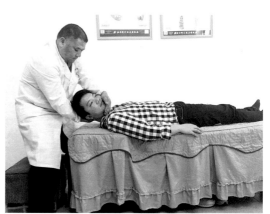

图22-9　成角定点复位手法1　　　　　　图22-10　成角定点复位手法2

四、腰椎复位法

1. 腰椎侧扳复位法

俯卧位，嘱患者全身放松，医者站患侧一方，一手放在健侧肩部，另一手放在突

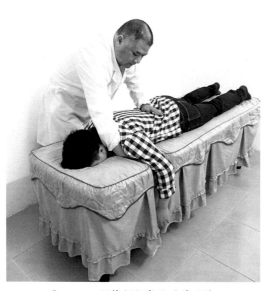 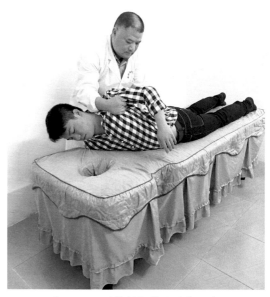

图22-11　腰椎侧扳复位动作示范1　　　　图22-12　腰椎侧扳复位动作示范2

出部位的棘突旁（图 22–11），用手掌部位或拇指紧紧顶住棘突向健侧推的同时，放在健侧肩部的手呈相对方向推扳。脊柱不伴后突畸形者，患者上半身不回旋，以患者的耐受力为度（图 22–12），一般均要过度矫正，扳住稳定 1 分钟。如手扳腰部听到"咔嚓"声响，即已复位。如一次没有复位成功，还原后再扳一次，视病情可连续施法 3 次。此法多用于脊柱侧弯型，急慢性均可采用。但在施法前后要松解患部周围紧张的组织，以减轻痛感，手法由轻至重，不可用力过猛。术后患者轻松自然，疾病很快缓解。

2. 腰椎成角定点复位法

患者侧卧位（以左侧为例），健侧在上，患侧在下，采取左侧卧位，医者站在患者床前，嘱患者两腿伸直，身体移动到床的边缘，医者以患者的腰为中心，把患者的上身往后旋转，下身往前旋转（图 22–13），医者右手中指定位在患椎的棘突旁，左手将患者右小腿向后弯曲，膝关节往前，慢慢从下往上调节膝关节的角度（图 22–14）。当右手中指感觉有落空时，右小腿膝关节保持这个角度不动，医者右肘放在患者右肩前侧，左肘放在患者臀部，双手协调同时往相反方向用力（图22–15），此时，可听到复位声响，术毕。

L1~L2、L2~L3、L3~L4、L4~L5（L 代表腰椎，与数字结合表示第几腰椎）椎

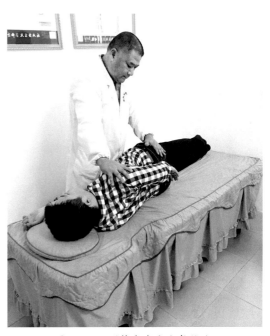

图22–13　腰椎成角定点复位法1

间盘突出，可根据需要自下往上调节膝关节角度复位，复位成功率高且安全有效。

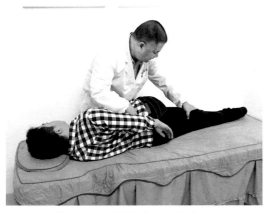

图22–14　腰椎成角定点复位法2

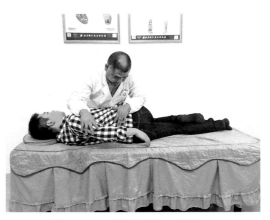

图22–15　腰椎成角定点复位法3

3. 腰椎旋转复位法

患者坐在特制的"V"字形治疗固定座（图22-16）上，双腿固定，医者一手从患者患侧的腋下穿过，经过后颈部，用手把住患者向健侧前方弯曲腰，放松肌筋，另一手拇指或掌根部推往偏歪的棘突（图22-17）。此时，医者放在肩颈部的手在椎体边缘呈相对定位时大回环旋转（图22-18），同时在棘突的手用力推偏歪的棘突进行矫正。旋转至患侧后方时，此时医者的两手形成对抗性用力推扳，造成后伸位即算一次（图22-19）。视病情可连续施法三次。推棘突的手，如有响声或滑动感时，就已达到治疗目的，但只能向患侧旋转。此法对急、慢性疾病均可采用，特别是对L5~S1（第5腰椎至第1骶椎）椎间盘突出患者。

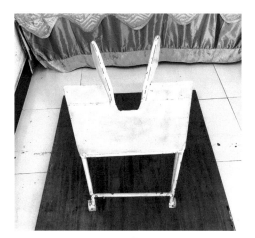

图22-16 "V"字形治疗固定座

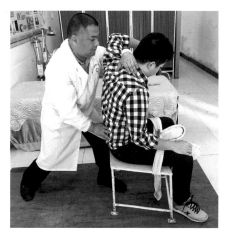

图22-17 腰椎旋转复位法1

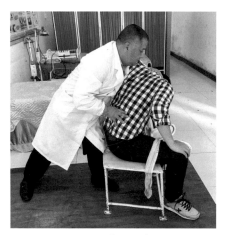

图22-18 腰椎旋转复位法2

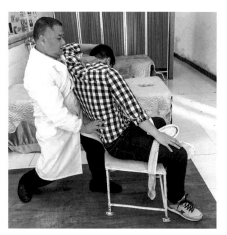

图22-19 腰椎旋转复位法3

南丹县壮医医院 覃定学

第二十三章　壮医夹痧刮痧

一、概述

刮痧疗法是通过特制的刮痧器具蘸取一定的介质在体表部位反复刮拭，使皮肤出现红色斑点或斑块现象的治疗方法。此法具有通调"三道两路"、促进气血运行、排解体内邪毒、调节阴阳平衡的作用。

常用刮痧器具有夹痧板（图23-1），可用用水牛角、砭石加工制成的刮痧板，也有用嫩竹板、小汤匙、瓷碗、砂纸（图23-2）等不易损伤皮肤的器具。

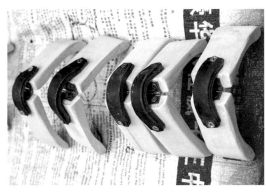

图23-1　壮医夹痧板

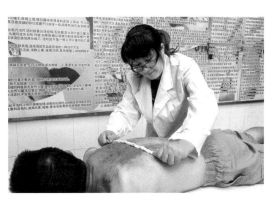

图23-2　砂纸刮痧

最有特色的刮痧工具是夹痧板和砂纸。最常用的刮痧工具为水牛角刮痧板，具有清热、解毒、化瘀、消肿的作用，形状有鱼形、梳形、三角形和长方形等，可根据刮痧部位选择合适的刮痧板。

壮医刮痧常用刮痧介质有清水、酒、植物油（如茶油、花生油、芝麻油和姜精油）、刮痧油、按摩油等，不仅可以防止刮痧板划伤皮肤，而且可滋润皮肤、活血行气。也可根据病情选用具有清热解毒、活血化瘀、通络止痛等作用的壮药、中草药煎成药液使用。

二、操作方法

1. 选取适当的刮痧部位和体位

壮医刮痧的部位是以壮医"三道两路"为指导，根据疾病确定刮痧的部位。根据刮痧部位、患者的病症特点及体质选择合适的治疗体位，主要体位有坐位、仰靠坐位、站位、仰卧位、俯卧位、侧卧位。选择的体位不仅要便于操作，而且要让患者舒适持久、全身肌肉放松。

2. 涂抹介质

先在相关穴位及其周围的体表上或患处及相关经络体表涂上活血止痛润滑剂。

3. 夹痧或刮痧的方法

夹痧使用夹痧板（图23-3）或直接屈指用食指和中指夹痧。

刮痧使用刮痧板以45度角的斜度（图23-4），刮板平面朝下，刮拭面尽量拉长，由内向外，自上而下，顺序刮拭。

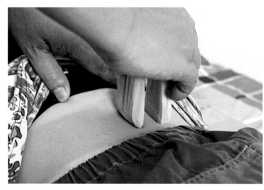

图23-3　壮医夹痧

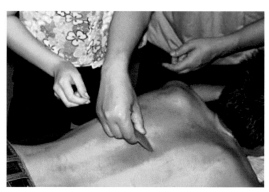

图23-4　刮痧板刮拭

头部一般采用梳头或散射法；面部一般由内向外、由下向上刮拭；胸部正中应由上向下，两侧则应由内向外刮拭；颈项、背部、肩部、腹部自上而下，逐步由里向外扩展刮拭；四肢宜向末梢方向刮拭。

在人体皮肤经络上反复刮拭，用力宜适中、均匀，持续数分钟。刮拭后皮肤表面出现红紫色瘀块，或密集的紫红色小疙瘩，甚至出现青黑斑块，此预示痧证的严重，如无反应则无病或病轻。第一次刮拭后3～7日，原紫红色斑块稍退平，无痛，可再施行第二次刮拭。一般刮后2～3日有疼痛感觉是正常反应。即使刮拭部位不正确、手法不当，也不会有副作用。一般按压的力度较大，刮拭速度快，刮拭时间相对较短，即为泻法刮拭，适用于实证以及骨关节疼痛者，如感冒、发热、头痛、颈痛、肩痛、背痛、腰痛等。按压的力度小，刮拭速度慢，刮拭时间相对较长，为补法刮拭，适用于虚证或对疼痛敏感者，如治疗腹泻、食欲不振、疲劳、失眠、低血压等。

刮痧的次数是根据患者体质、刮痧的部位及出痧的情况确定的。刮拭头面部及肌肉较少的部位一般以10～20次为宜，而肌肉丰厚部位需要15～30次才达到刮痧治疗的目的。刮痧治疗时间：局部刮痧10～20分钟，全身刮痧20～30分钟。力度均匀，由轻到重，以患者能够承受为度。一般刮至皮肤出现潮红、紫红色或出现粟粒状、丘疹样斑点，或片状、条索状斑块等变化，并伴有局部热感或轻微疼痛。刮痧间隔时间：两次刮痧之间一般间隔3～6日，痧退后方可在原部位进行再次刮拭。急性病痊愈为止，慢性病7～10次为1个疗程。

三、刮痧的注意事项

（1）年老体弱者、婴幼儿、过饱过饥者慎刮。

（2）刮痧过程中及刮痧后避免风吹，注意保暖。刮痧后 3 小时可洗浴，但勿冷水淋浴。

（3）刮痧后饮杯温开水可加快代谢产物排出，不可即刻食用生冷食物。

（4）下肢静脉曲张或下肢易肿胀者，宜从肢体远端向近端刮；刮痧下肢若出现血包或血管浮起成串，说明静脉循环功能不良，应立即采用轻手法逆向刮拭，促进血液回流。

（5）出现头晕、出冷汗、面色苍白，甚至神昏等晕痧现象，应立即停止刮痧，使患者呈头低脚高平卧，松开腰带，喝温糖水，按压人中、内关、百会、涌泉、印堂、合谷等穴位，严重者送医院治疗。

（6）以下情况禁刮：急性传染病、严重糖尿病、严重心肝肾功能衰竭、高血压病、中风、局部皮肤溃疡、外伤后出血或自发性出血者。

四、常见病症的刮痧治疗

1.痧证与感冒

壮医痧证主要表现是全身酸胀感和皮肤出现痧斑点，与感冒时外邪入里化热及中暑颇为相似。壮医刮痧和挑痧都是壮族人民治疗痧证的方法，主要用于痧证的治疗，故称为刮痧。痧证与感冒刮痧基本相同，可选用夹痧或刮痧方法，夹痧和刮痧的部位也相同，一般是背部的颈部、背部从颈部到腰骶部、腘窝；前面部位是颈部、胸大肌、脐周及肘窝。若感冒发热头痛，除刮拭颈部外，还应重点刮拭头部、大椎、膀胱经和手阳明经。

2.颈痛、肩痛

颈部肩痛，重点刮拭自颈部到肩部，其次是手阳明经，肩痛多加刮拭膀胱经和足阳明经。

3.背痛、腰痛

刮拭督脉、华佗夹脊穴及膀胱经。腰痛加刮下肢膀胱经。

4.腹痛、胃脘痛

先刮拭膀胱经中下部的脾俞、胃俞，再重点刮拭腹部，包括任脉、两侧的胃经、脾经以及顺时针刮拭脐周。上肢刮拭前臂的手阳明大肠经循行区域，重点刮手三里穴区和刮拭前臂手厥阴心包经循行区域，重点刮内关穴；下肢要刮拭胃经及胆经。

5.咳嗽、哮喘

重点刮拭膀胱经，从肺俞至胃俞；胸部的任脉，从天突到剑突处；前臂的肺经和下肢的胃经。

6. 痛经、月经不调

背部刮拭膀胱经，从肝俞至小肠俞、八髎；刮拭腹部任脉，从气海下至中极；下肢脾经自血海至三阴交，小腿内侧肾经，由腘窝到外踝下照海。

7. 高血压

刮头部，以百会为起点向前后及两侧刮拭，先刮后脑再刮前头，最后刮两侧头的胆经；刮拭颈部胆经及膀胱经；刮拭背部膀胱经；刮拭上肢曲池、手三里一线；刮拭下肢外侧胃经足三里到丰隆，内侧脾经三阴交、肝经太冲及足底肾经涌泉。配合刺血拔罐能加强活血化瘀、驱邪排毒的效果。刺血部位取印堂、太阳、头维、率谷、风池、中脘、气海、肾俞、命门、涌泉；拔罐部位取刺血部位、痧疹点、痧斑点、大椎、心俞、肾俞。

梧州市卫生学校　林柳艺

南宁市卫生学校　何　英

湛江中医学校　李宏燕

参考文献

[1] 杨金生. 中医刮痧师 [M]. 北京：中国中医药出版社，2009.

[2] 牙廷艺. 壮医特色疗法·壮医刮痧排毒疗法 [M]. 南宁：广西人民出版社，2009.

第二十四章　壮医冥想按摩导引法

一、理论基础

（一）概述

中医传统疗法是中医学的重要组成部分，它源于远古时代，是伴随着我们祖先的生活与生产活动产生的，从最初的简单药物知识到单方验方、针砭疗法、各种外治法、饮食疗法，直至气功导引的产生与形成。随着社会的不断进步，传统疗法也不断得到发展。几千年来的医学实践证明，中医传统疗法取法自然，简便易行，疗效确切，是中医学的核心与精髓，是我们必须继承和发扬光大的宝贵文化遗产。

任何学术进步和学科发展都离不开继承与创新，都是在继承前人理论和实践经验的基础上发现新的问题，总结出新的经验和新的理论，并使之不断发展和完善，壮医冥想按摩导引法也不例外，它是笔者（图24-1）在继承岐黄之术的基础上结合自己的临床实践揣摩出的一套独特的治疗方法。

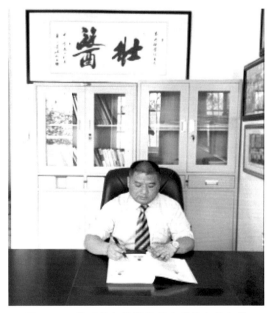

图24-1　壮医冥想按摩导引法创编人覃定学

按摩导引是人类最早掌握的医疗方法之一，经过数千年的曲折发展之后，这一古老的疗法又被人类重新认识，焕发出新的青春活力。中医认为经络作为人体中内属脏腑、外络肢体、运行气血，联系全身的经络，可以决生死、除百病、调虚实，对人体健康有着非常重要的作用。经络学是人体针灸和按摩的基础，是中医学的重要组成部分。冥想按摩导引法是将中医学中的经络、导引、穴位按摩与呼吸、冥想有机结合，对人体的肌肉系统、内脏器官、各种腺体、神经系统起导引、按摩、调养和加强的作用，从而达到改善人体经络、气血、关节、神经、内脏等的功效，此法治疗无痛、无毒副作用。

导引是古代的一种以意领气、以气合力的柔和运动，是按"以动为主，动中求静"的原则，通过有规律的呼吸和俯仰、手足屈伸等动作来舒利关节、调和气血、旺盛机体新陈代谢，以祛病强身。华佗的"五禽戏"就是模仿虎、鹿、熊、猿、鸟等五种动物的姿态而创造的。后世的八段锦、太极拳都源于古代的导引术。

吐纳是古代的一种内养功，与现代所说的气功相类似。它是按"以静为主，静中求动"的原则设置的，用特殊的呼吸方式（腹式呼吸）进行吐故纳新，使精神集中，意志闲静，不受外界环境的影响，以此调节体内的阴阳平衡，既可以养生，又可以治病。

中医养生学家将精、气、神称为"三宝"，传统的吐纳导引法紧紧抓住这三个环节，调节意识以养神；以意领气，调呼吸以练气，以气行推动血运，周流全身；以气导形，通过形体、筋骨关节的运动使周身经脉畅通，达到形神兼备、百脉流畅、内外相合、脏腑协调，从而实现"阴平阳秘"，增进机体健康，从而保持旺盛的生命力。

20世纪80年代，笔者在北戴河疗养院参加卫生部国家中医药管理局进修学习中国第一功"内养功"，与陈小旺老师学习陈式太极拳，后得沈岳武道长（道号"悟真子"）教授"返还功"，又辅以中医学有关养生、经络理论，笔者进一步得知"不治已病治未病""防病治病以养气为先"的理论。为此，我根据前人的传授和自己的实践创编这套简便易学、效果明显，集健身、养生、康复、治疗于一体的方法，因此法集存思冥想、肢体活动、循经穴位按摩、吐纳、导引为一体，循经穴位按摩，故名为冥想按摩导引法。

（二）特点

1. 简便易学

动作简便，没有难度很大的动作，稍加指导或用心自学都可学会。把窗门打开，使空气流通，天气凉可盖被子，仰卧在床上练习。凡患者肢体尚能自我活动就可以习练此功。一般十多小时即掌握基本要领，全套功练一次仅20多分钟。每日坚持2小时以上，30日后肢体活动和脏腑功能都可获得改善。

2. 动静结合

此功法以动化静、以静运动，动中有静、静中有动，合乎阴阳，顺乎五行，故能通和上下，分理阴阳，去旧生新，充实五脏，驱外感之诸邪，消内生之百症。补不足，泻有余，刺激穴位，通经活络，畅通气血，增强经络功能，进行周身系统性的全方位调理。

3. 疗效显著

经20多年的临床应用，对治疗冠心病、高血压病、动脉硬化、气管炎、糖尿病、关节炎、风湿病、腰椎病、四肢麻木、肝硬化、脂肪肝、乳腺增生、月经不调、子宫肌瘤、肥胖症、肠胃病、神经衰弱、失眠症、消化不良、便秘、更年期综合征等疗效显著。

（三）功理

人生活在大自然中，导致疾病发生的原因是多种多样的，主要有六淫、疠气、七情、饮食、劳倦，以及外伤和虫兽伤等，这些因素在一定的条件下都可能使人致病，造成体内元气损伤，身体衰弱，百病丛生。疾病必然反映在经络系统，或气血运行不畅，或营养输送低效，或信息传导不良，或阴阳失调、虚实颠倒。经络的衰弱、受阻又使各部位和各系统功能发生障碍。由于此功法在按摩导引过程中手指作用于全身各部有关的经络和神经，通过经络和神经的传导对身体某些组织器官的功能进行调节，因此可以达到引阴入阳或引阳入阴，促进阴阳相对平衡，恢复机体生理功能的正常，消除疾病。

（四）功效

1. 疏通经络

经络遍布全身，是人体气、血、津液运行的主要通道。它内属脏腑，外络于肢节、孔窍、皮毛、筋肉、骨骼，通达表里，贯串上下，像网络一样将人体各部分联系成一个有机的整体。经络具有"行气血而营阴阳、濡筋骨、利关节"之功能，使人体各部能够保持正常的功能活动，当其正常生理功能发生障碍时，外使皮、肉、筋、脉、骨失养不用，内使五脏不荣、六腑不运。冥想按摩导引法可疏通经络，调节机体病理状态，使百脉畅通、五脏安和，达到治疗目的。

2. 调整脏腑

脏腑是化生气血、通调经络、主持人体生命活动的主要器官。脏腑功能失调后，所产生的病变通过经络传导反映在外，如有精神不振、情志异常、食欲改变、二便失调、汗出异常、寒热、疼痛以及肌强直等异常表现，即所谓"有诸内，必形诸外"。冥想按摩导引法通过刺激相应的体表穴位、痛点，并通过经络的连属与传导作用对内脏功能进行调节，从而达到治疗疾病的目的。

3. 行气活血

气血是构成人体和维持人体生命活动的基本物质，是脏腑、经络、组织器官进行生理活动的基础。气血周流全身运行不息，促进人体的生长发育和新陈代谢。气血调和能使阳气温煦、阴精滋养，气血失和则皮肉筋骨、五脏六腑均失去濡养，以致脏腑组织等人体正常的功能活动发生异常，进而产生一系列的病理变化。冥想按摩导引法有促进气血运行的作用，主要通过手法在人体经络、穴位、内脏的直接刺激使局部的毛细血管扩张、肌肉血管的痉挛缓解（或消除）、经脉通畅、血液循环加快、瘀血消除等来实现的。

4. 理筋整复

关节的活动可以由于患者的直接或间接劳损等诸多内外因素而产生一系列的

病理变化，包括局部扭挫伤、纤维破裂、肌腱撕脱、关节脱位等病症，冥想按摩导引法有助于松解粘连，滑利关节，纠正筋结出槽、关节错缝，恢复人体正常的生理功能。

5. 温经、散寒、止痛

人体一切疾病的发生、发展既与经络、气血、脏腑的功能失常有关，又有外邪之因。冥想按摩导引法能治疗寒邪入侵以致经络不通、气血被阻而产生的病症。

6. 按摩作用

对五脏六腑可达到直接按摩的作用。心窝部有心脏、胸腺，按摩心窝能激活胸腺，可增加 T 淋巴细胞的数量，提高人体免疫功能。腹部有任脉、肝、脾、肾、胃和胆等经脉，有很多要穴，这些要穴是滋养全身的重要穴位，经常按摩腹部不仅对各内脏器官有运化之功，而且可提神、补气、添精。脐为一身元气之本，又是一切神经血管之发端，能通百脉，属生命之始。脐与十二经脉、奇经八脉、五脏六腑、四肢百骸、皮毛骨肉有极密切的生理和病理联系，按摩脐部可刺激经络血脉，通达五脏六腑以至全身各部，发挥治病和保健作用。

7. 调节神经系统的作用

此法是一种良性刺激，这种刺激信号通过神经的传导作用传入大脑皮层，经过大脑皮层的分析调整后，再传到某部位使之产生相应的变化，促使人体组织和脏腑器官的功能得以恢复和加强。同时可以加强大脑皮层的调节功能，调节兴奋抑制过程和维持其的相对平衡状态，使中枢神经本身及其传导途径的各部神经组织得到充分的营养供给和活动功能的锻炼。使大脑皮层与人体各系统的反射及其相互联系更加完善，以恢复和保持人体生理功能正常状态。

8. 促进血液循环

当机体做深呼吸时，胸廓、横膈甚至内脏都将做较大幅度的运动，特别是深呼气时，胸腔负压增大，肺血管床充分充盈，使位于肺、横膈、内脏等处的神经兴奋性增高，其结果是心率减慢、血压下降、冠状动脉扩张、流量增加。另外，还能加速淋巴循环，促进水肿及渗出物的吸收。

9. 促进消化

既可刺激胃肠，使其平滑肌的张力、弹力及收缩力增强，从而加速胃肠蠕动，又可通过交感神经的反射作用，使支配内脏器官的神经兴奋，从而促进胃肠消化液的分泌。

10. 其他作用

能疏肝利胆，软肝缩脾，利水消肿，提高机体免疫功能，亦可促进结缔组织吸收并抑制异常增生的作用，还对肝内沉积的免疫复合物有消除作用。

（五）调身、调息、调心

在长期的练功实践中，历代养生家们总结出了练习导引术所必须遵循的三大要素，也就是调身、调息和调心，冥想按摩导引法的核心也要遵循这三大要素。

1. 调身

调身是指将身体放松，对身体姿态进行调整，从而进行一定的身体动作，只有掌握了正确的姿势，才能使导引疗法锻炼起到良好的作用。冥想按摩导引法有仰卧式、坐式（从仰卧到起坐）两种。

（1）仰卧式。脸向上平卧于床上，枕头的高低以舒适为标准，四肢自然放松伸直，两手十指松展置于身侧。

（2）坐式（从仰卧到起坐）。呈自然盘膝式，两腿自然交叉呈"八"字形，两足压在两侧大腿下，两手呈握拳式（四个手指的指尖叩在大拇指上），自然放在膝上。

2. 调息

亦称吐纳、练气和调气等，指进行呼吸的调整以及锻炼。在导引中，调息是一个非常重要的环节，同时也是令人体内真气积蓄、发动以及运行的主要方法。进行调息不仅有助于意守入静和身体的放松，而且还可以调和气血、协调阴阳。

调息时主要运用腹式呼吸法（鼻吸口呼法）。吸气时用鼻子慢慢地吸气，膈肌下降，腹部外凸；呼气时，用嘴慢慢地呼气，同时舌头随呼气从嘴里伸出，膈肌上升，腹部内收。此种呼吸法应从形体放松、情绪安宁入手。练呼吸应自然柔和、循序渐进，不能刻意追求、急于求成。

3. 调心

调心指的是自觉去对意识活动进行控制，使之达到集中和专一，从而符合练功的要求，实际上就是意念的锻炼。调心的基本要求是做到清心寡欲，排除杂念，以达到"入静"的状态。古代的功法中练神、凝神、存神、存思、止观、反观、心斋等，均属调心的范畴。调心时应做到以下几点：

（1）注意放松身体。要求有意识地使身体放松下来，姿势安稳舒适自然。

（2）注意身体的经络穴位。将意念集中在身体的经络穴位上，体验其各种感觉。

（3）默念次数。通过默念次数的方式，使心、脑、手协调统一。

（4）观想法。即对自己身体的某一穴位、经络、内脏进行内视，以意领气，用意去引导体内的气，令其沿经络、穴位等进行疏通。

二、功法

（一）练功要领

1. 松静自然

松，是指练功时不要紧张，要保持肢体的放松；静，是指练功时保持情绪安静，排除杂念。松与静互相促进、互相影响，如果松掌握得好，就容易静下来，而静下来以后，也就更容易放松。松静自然是练放松功的基本要求，也是初学者入门的基本功，是练好各种功法的基础。

2. 动静结合

一般情况下，动功多借助肢体的运动来导引内气运行，而静功多借助意念的作用，使气聚丹田。

3. 练养相兼

练与养是练功过程中的两种不同状态。练，是在意识作用下调整身体，摆好姿势，集中注意力，排除杂念；养，是指经过有意识的锻炼所出现的身体轻松舒适、呼吸柔和绵绵、心神宁静的静养状态。练与养相辅相成，共同促进身体和气血调和。

4. 意气相随

意，指的是练功者的意念活动；气，指的是呼吸之气和练功中的内气感觉。意气相随是指练功者能用自己的意念去影响、锻炼自己呼吸和内气运动，使意念活动与气息运动结合起来，故又称"意气合一"。

5. 准确柔和

在进行外部肢体动作的时候，一定要注意保持姿势正确，使动作合乎规范，动作的屈伸、旋转、轻重虚实、部位手法、用意呼吸等都要按照规定去做，且动作要灵活柔和，恰到好处。

6. 循序渐进

导引养生功法效果的产生是需要经过一段时间的，不可能在短时间内就奏效，在进行练习时一定要按照一定的程序进行，只有这样才能够功到自然成。

（二）调节手三阴三阳经、足三阴三阳经

1. 练功姿势

仰卧在床上，枕头的高低以舒适为度，口眼轻闭，四肢自然伸直，两手分放在身体的两侧，全身放松，排除杂念，自然呼吸。

2. 方法

两手握拳，腕关节弯曲，往身体内侧收紧，使腕关节背面及手臂外侧的肌肉、神经感到紧张，同时两脚尖内收、脚跟向外，使腿部后面的肌肉、神经感到紧张

（图 24-2），然后两拳变掌向外伸展，使腕关节内侧及手臂内侧感到紧张，同时两脚尖往前伸出，使腿部前侧的肌肉、神经感到紧张（图 24-3）。一收一展为 1 次，共做 36 次。

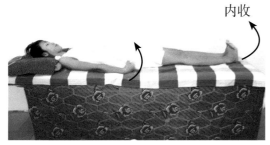

图24-2 调节三阳三阴经（内收）

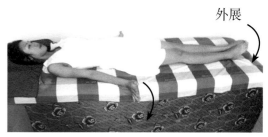

图24-3 调节三阳三阴经（外展）

3. 要领

手脚尽量内收及外展，以刺激神经和肌肉，注意肘关节及膝关节不要弯曲。手内收调理手阳明大肠经、少阳三焦经、太阳小肠经，腿内收调理足太阴脾经、少阴肾经、厥阴肝经；手外展调理手太阴肺经、厥阴心包经、少阴心经，腿外展调理足太阳膀胱经、少阳胆经、阳明胃经。

（三）调节奇经八脉

1. 方法

两手自然放在身体两侧，左腿脚尖往左边转使脚尖向外，用右脚踇趾及食趾压住左脚跟，使右腿侧面的肌肉、神经感到紧张（图 24-4），坚持 1~2 分钟。然后反过来，右脚尖向外，左脚尖压住右脚跟，使左腿侧面的肌肉、神经感到紧张（图 24-5），坚持 1~2 分钟。最后，两脚尖内扣，两大踇趾尖互相接触，脚跟向两边外展，使两腿外侧的神经、肌肉感到紧张。坚持 1~2 分钟。

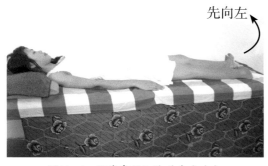

图24-4 调节奇经八脉（先向左）

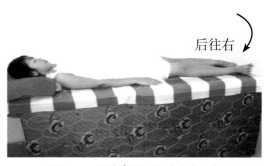

图24-5 调节奇经八脉（后往右）

2. 要领

膝关节不要弯曲，腰不要抬起，左右腿紧张，坚持 1~2 分钟。左脚在前、右脚在后，调理阳矫脉、阳维脉；右脚在前，左脚在后，调理阴矫脉、阴维脉。

（四）按摩心窝部

1. 方法

用右手中三指（食指、中指、无名指）的指腹（螺纹处，下同），以心窝部鸠尾穴为中心点，由小到大、从内向外顺时针圆形旋转 21 圈（图 24-6）。

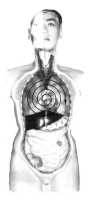

图24-6 按摩心窝部

2. 要领

注意力集中在指腹及心窝部，心窝部最大限度放松，转圈按摩要缓慢、均匀，一圈一圈向外扩展，力度以按摩心窝部舒适为宜。

（五）链圈摩腹

1. 方法

两手中三指分放在胸前膻中穴两边，两手相距约 2 厘米，两手同时往下转链圈至耻骨下，然后略向外往上转至胸部（图 24-7）。

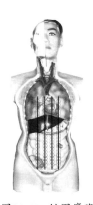

图24-7 链圈摩腹

2. 要领

注意力集中在指腹及螺旋圈上面，两手指腹先沿足少阴肾经（冲脉）往下转，再从足阳明胃经往上转，转圈一定要连环，圈的大小及力度要均匀。以刺激穴位按摩内脏为准。按摩时先由里向下旋转，再由外向上旋转。

（六）推任脉

1. 方法

两手中三指在两乳之间膻中穴处往下直推至耻骨下 21 次（图 24-8）。

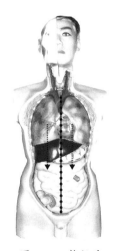

图24-8　推任脉

2. 要领

注意力集中在指腹及推的线路上面，手法直推要缓慢而均匀，力度深透，以刺激穴位、按摩内脏为准。

（七）按摩腹部

1. 方法

先用右手中三指以肚脐为中心由小到大、从内向外顺时针圆形旋转 21 圈，再用左手中三指由大到小、从外向内反转到肚脐 21 圈（图 24-9）。

2. 要领

注意力集中在指腹及腹部上面，按摩时，腹部尽量放松，手法缓慢、均匀，力度深透，以感到按摩内脏为宜。右手由小到大顺时针旋转，左手由大到小逆时针旋转。

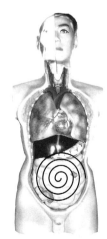

左手由大到小逆时针旋转
右手由小到大顺时针旋转

图24-9　按摩腹部

（八）拿腰推侧腹

1.方法

用右手拿右腰，四指在后、拇指在前按带脉穴位，再用左手中三指从右乳中穴往下直推至腹股沟 21 次。接着用左手拿左腰，右手从左乳中穴往下直推至腹股沟 21 次。（图 24-10）

2.要领

注意力集中在指腹及推的线路上，用拇指按带脉穴时，其余四指按在足太阳膀胱经的关元俞、大肠俞、气海俞、肾俞四穴位上（这四穴分别在 L5、L4、L3、L2 椎棘突下，旁开 1.5 寸）。一手把腰肌拿紧，另一手往下推时经过足太阴脾经，力度要均匀，以感按摩升结肠、降结肠及刺激穴位为准。

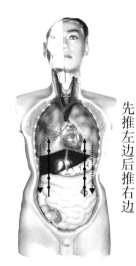

先推左边后推右边

图24-10　拿腰推侧腹

（九）排浊气法

1.方法

通过以上疏通经络，刺激穴位，按摩内脏，全身已基本做到放松、平静、自然。这时做鼻吸口呼法，首先用鼻子深深地吸一口气，腹式呼吸，然后再静静地把气从口中呼出，同时舌体从中伸出，臆想体内浊气从舌体排出（图 24-11）。一呼一吸为 1 次，共做 18 次。

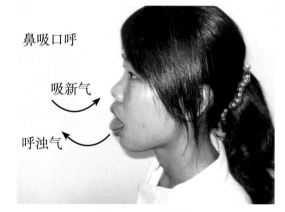

鼻吸口呼

吸新气

呼浊气

图24-11　排浊气法

2.要领

用鼻子慢慢地吸气，想象新鲜空气从鼻子进入体内小腹部，这时腹部肌肉尽量放松，小腹慢慢地膨大凸出，然后用嘴静静地呼气，观想自身所有浊气、病气从舌尖排除干净。腹肌慢慢收缩，小腹凹进去。吸气时柔和自然，舒适平稳，均匀深长，呼气时全身肌肉、经络、内脏完全放松，完全无力。

（十）活带脉

带脉是所有经脉里最奇特的一条，所有的经脉都是竖行的，只有带脉是环腰一周，也就是我们围腰带的地方，约束十二经脉。带脉对女子最为重要，凡妇科病都与带脉有关。腰椎病及下腹疾病都是带脉的病。

1. 方法

仰卧起坐，自然盘腿，两手轻轻握拳、四指叩在拇指上轻松自然放在两膝上（图24-12）。先顺时针转腰部21次，再逆时针转21次。

2. 要领

仰卧起坐时，手不扶床，使整个脊柱曲度改变，先颈椎，再胸椎，后腰骶椎，从上到下，打开脊柱各椎体间隙，可使背部肌肉、腹部肌肉紧张，调节任、督二脉及脑脊髓神经、副交感神经、交感神经。

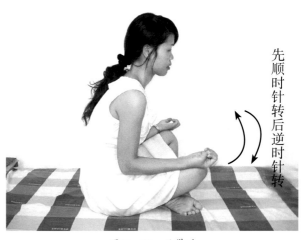

先顺时针转后逆时针转

图24-12　活带脉

由坐式到仰卧式，脊柱曲度的改变，先腰骶椎，再胸椎，后颈椎，从下到上打开脊柱各椎体间隙。以上功法全部做完为1遍，每日至少做3~5次，每次5~7遍。早上起床前、晚上睡觉前调理疗效显著。

（十一）注意事项

（1）呼吸应避免过度呼气和憋气。也就是说呼吸要自然平稳，憋气，呼吸不要一下子过深，因为呼吸过深或憋气时胸腔及肺内压力增加，妨碍血液回流到心脏，造成大脑供血不足而导致眩晕，因此一定要注意。待熟练后呼吸频率可逐渐减少至每分钟10次，后期可减少至每分钟4~6次。

（2）情绪平稳，心态平和。平和的心态可以使身体经络系统处于最佳的功能状态，锻炼才能取得更好的效果。

（3）持之以恒。俗话说："病来如山倒，病去如抽丝。"任何一种健身方法都不能一蹴而就，都要有一个由量变到质变的过程。这就要求练习者树立信心、循序渐进、持之以恒，以达到满意效果。

（4）调理前30分钟停止各种体力及脑力活动，排空大小便，枕头的高低以舒适为准，穿无扣衣服。

（5）要保持一定的室温和清洁肃静的环境，既不可过冷，也不可过热，以防感冒和影响效果。

（6）练习前一定要修剪指甲，不戴戒指、手链、手表等硬物。

（7）过于饥饿、饱胀、疲劳、精神紧张时，不宜立即调理。

（8）保持身心安静，注意力集中，要做到排除杂念，达到松、静、自然。

（十二）禁忌证

有以下病症者禁用：

（1）有出血性疾病者。

（2）酒后神志不清者、精神病患者。

（3）各种急性传染病，胃或十二指肠溃疡急性穿孔者。

（4）皮肤有局部化脓、感染的患者。

（5）有严重心脏病、脑病、肺病、肾病者。

（6）各种恶性肿瘤患者。

（7）严重的原发性高血压患者、高热发烧者。

南丹县壮医医院　覃定学